病院がなくなる日

20××年、健康大国日本のリアル

石川雅俊

ダイヤモンド社

はじめに

医療は今、大きなターニングポイントにある

ここ数年にわたる新型コロナウイルス感染拡大は、医療や健康に対する人々の意識に大きな影響を与えました。個々人の健康や病気予防への意識が高まるのと同時に、「医療のあり方」にも改めて注目が集まっています。

国や医療界ではコロナ禍以前から、団塊世代が75歳以上の後期高齢者になって医療ニーズが激増する「2025年問題」を見据え、地域医療構想などの施策を推進していました。ただ、今回のコロナ禍によって事態は急変。受け入れ病床の逼迫《ひっぱく》や医療従事者の不足などによる医療崩壊の危機が懸念されるなど、2025年問題が前倒しで発生している状況に陥ったのです。

そのため、「医療機関のあり方の見直し」や「適切な医療提供体制の構築」は、〝待ったなし〟になりました。**医療は今、まさに大きく変わらなければならない転換期を迎えてい**

ると言っていいでしょう。

いつの時代においても、**医療は私たち一人ひとりにとって何よりも大切な命と健康を守るために必要不可欠なもの。**その医療がターニングポイントに直面している今だからこそ、「医療はどういう現状にあり、どういった課題を抱え、どう変わり、どこへ向かおうとしているのか」に関心を向け、高い意識で向き合うことが、すべての人にとって非常に大事なのではないでしょうか。

ここで私自身のことを、経歴を含めて少しお話ししておきましょう。

筑波大学医学群を卒業して臨床研修を終えた後、ヘルスケア産業向けのコンサルティング会社に入社しました。あえて医師の道を選ばなかったのは、そもそも医療ビジネスに強い関心があったから。そして臨床研修を通じて「病院という組織のマネジメント」に新たな医療の仕事の可能性を見出したからです。

２０１４年からは大学教員として医療政策や医療経営に関わる研究・教育を行いつつ、自治体やコンサルティング会社・スタートアップの顧問などを務めています。その間、厚生労働省医政局で医療政策関連の業務に従事するという貴重な経験も積みました。

また、2019年には、国内外に10箇所の拠点（2023年時点）を持つ「まめクリニックグループ」を創業しました（現在は経営から離れています）。

医師の視点を持ちつつ、医療や介護からヘルスケアなどの周辺産業まで、医療全体を「行政・経営・現場」という広い視野で考える――。これは、医師としては異色のキャリアを歩んでいるからこそ可能な、私自身の大きな強みであると自負しています。

そして、コロナ禍という時代の転換期を迎えている今、私なりの視点で「医療の現状と今後」についての考察を述べておきたいと考え、本書を出版することにしたのです。

5つの側面から考察する「医療の今とこれから」

本書では、**「医療の今とこれから」を5つの側面から検証・考察していきます。**

1つ目は「病院がなくなる日」という本書のテーマにも通じる「病院の再編・統合」に関する側面について記述しています。

2つ目は日本の医療の課題として常に指摘される「医師不足」について、その理由や実情、今後の医師のキャリアのあり方などの考察です。

3つ目は世界的な流れとなっている「未然に防ぐ」ための「予防医療」に関して記して

います。

４つ目の視点は、医療の主役である「患者」です。医療の主役は「患者本人」というスタンスからの、患者に求められる当事者意識の重要性について解説します。

５つ目は、超高齢社会を「多死社会」と捉え、誰もが必ず直面する人生の「終末期」における医療に関して記述します。

病院がなくなる――それは「医療が大きく変わる」ことを意味します。そして私たちにとって**医療が変わることは「命や健康の守り方」が変わるということでもあります。**誰にとっても、決して他人事ではないのです。

自分が病気になったとき、自分の大切な人が病気になったとき、医療はどんな形で向き合ってくれるのか。どんな形で手を差し伸べてくれるのか。**医療の行方に関心を向けることは、自分の健康に意識を向けることと**にほかなりません。

まずは、知ることから始めていただきたいと思います。いきなり難しい書籍や専門文献などを読む必要はありません。最初は広く、浅く、身近なことからでかまいません。

「どうして、病院を減らさなきゃいけないんだろう」

「病院再編になったら、ウチの近所の病院はどうなるんだろう」

「スマホで薬を買えるのは便利だけど、薬局は大丈夫なのかな」

こうしたちょっとしたことがきっかけになって、関心や興味は広がっていくものですから。

本書も、医療の現在位置と今後の針路についての「関心の入り口」になればと思って書いたものです。ぜひ、有効活用していただきたいと思います。

石川雅俊

目次

2. オンライン診療で「病院に行かなくてもよくなる」⁉

第2章　医師がいなくなる日――20××年、医師の生きる道

第3章 病気になりにくくなる日——予防医療

第5章　終末期ケアの現在とこれから

第1章 病院がなくなる日

——あなたの町から病院が消える

健康優良国、ニッポンの病院事情

家の近くに、住んでいる地域に、信頼できる病院があって、体調が悪くなったときすぐに受診できる――人はそれだけで大きな安心感を覚えるものです。

病院が近くにあって、受診の利便性に優れた地域は、土地の価値（資産価値）が高くなる傾向があるとも言われています。それだけ病院は地域にとって重要な場所なのです。

とくに日本は病院の数が多いため、病院は地域の人たちにとっても身近な存在で、受診のハードルも高くありません。

こうした恵まれた環境もあって、日本は世界トップクラスの「健康大国」「医療大国」と呼ばれる〝健康優良国〟として評価されているのだと思います。

ところが近年、状況が変わってきています。「近所の病院がなくなってしまう」「なじみの病院が遠くへ移ってしまう」という事態が、誰の身辺でも起こりつつあるのです。

なぜ、病院がなくなるのか。

なぜ、病院をなくそう（減らそう）とするのか。

少しでも多くの人のそばに病院があったほうがいいんじゃないのか。

そのためには病院数は多いほうがいいんじゃないのか――。

そう考える人もいると思います。でも、国は今、病院の数を、病床（入院用ベッド）の数を減らすための施策を推進しています。

そんなことをして、みんなに適切に医療を提供できるのかと疑問に思うかもしれません。

しかしその背景には、容赦なしに進む超高齢化や人口構造の変化、地域格差、国が進める地域医療構想、さらにはコロナ禍ゆえに発生した「受診控え」に伴って広がる医療のオンライン化など、さまざまな要因が絡み合って存在しているのです。

時代の流れと社会情勢の変化のなか、この国の医療提供体制は現状どうなっていて、今後どう変わっていくのか。なぜ病院や病床を減らさなければいけないのか――。

本章では「ニッポンの病院」の今とこれからについてお話しします。

1. 病院の再編・統合で「病院がなくなる」？

日本は世界断トツの「病院・病床大国」

病気にかかったら、近所の病院やお医者さんに行って診てもらう。

病院や診療所は身近にあって当たり前。

――日本ではこうした感覚が比較的一般的かと思います。

とくに都市部では、それこそ町を歩けば、石を投げれば、「病院に当たる」と言ってもおかしくないほど。こうした状況は世界でも珍しいと言われています。

そもそも、日本にはどのくらいの数の病院があるのでしょうか。

OECD（経済協力開発機構）が2021年に発表した「世界主要国病院数ランキング」で、日本は8205施設で堂々の1位です。2位のアメリカが6129施設ですから、2000以上の大差をつけて世界断トツ。それゆえ、日本は世界に名だたる「病院大国」とも呼ばれているのです（図①）。

「病院の数」と常に同時に語られるのが「病床の数」です。病床とは「入院用のベッド」

■図①　世界主要国病院数ランキング

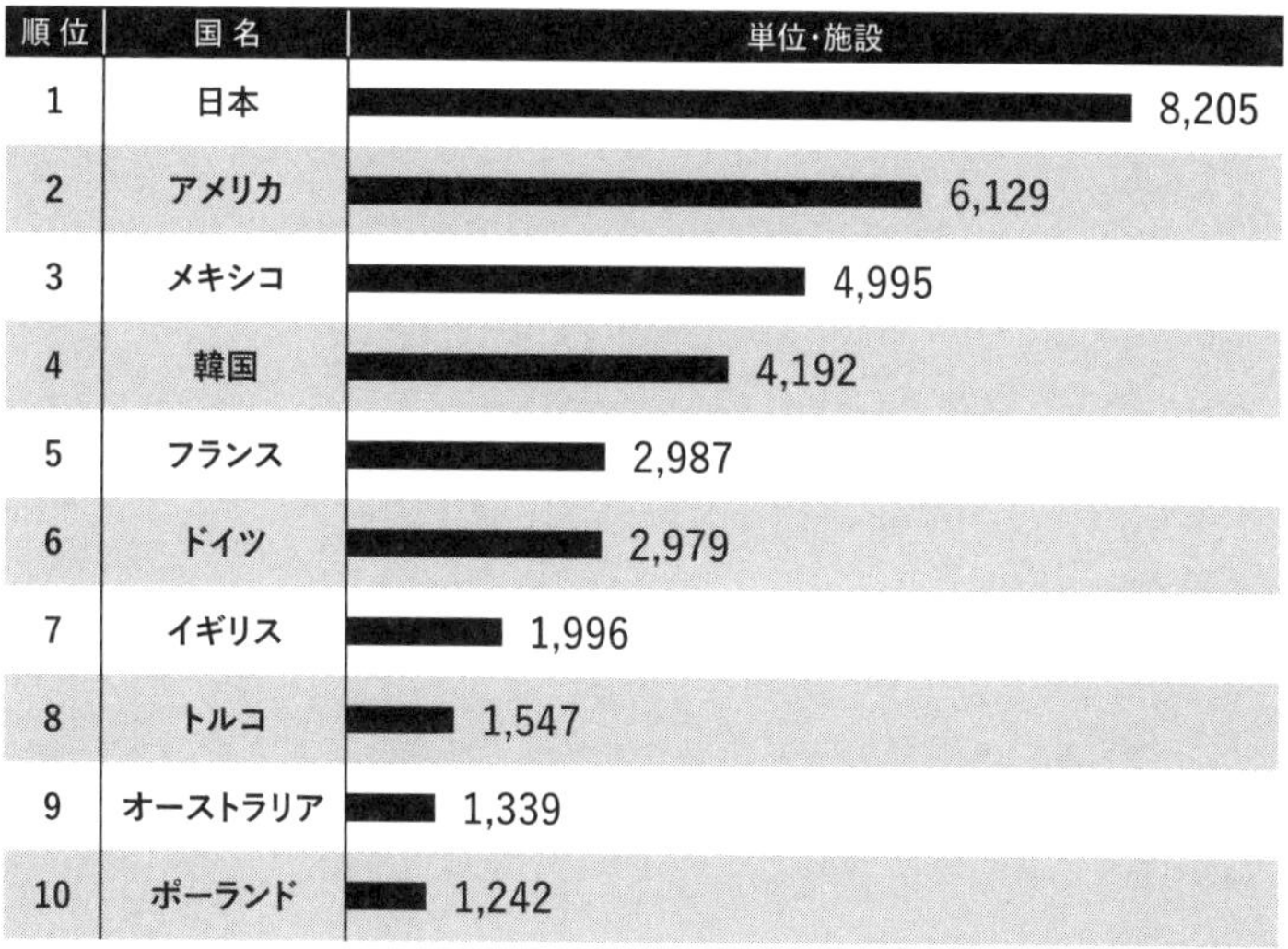

出典・参照：OECDの発表を基に改変

のこと。医療体制の構築にとって「病床の数」は非常に重要なファクターになります。

例えば法律上での医療機関の分類も、病床数によって行われています。医療法では、

・病床（入院用のベッド数）が20床以上ある施設――「病院」
・19床以下もしくはベッドがない施設――「診療所（医院、クリニック）」

と定められています。つまり、病院と診療所の違いは「どれだけ入院患者を受け入れられるか」という体制の規模にあるということ。「日本の病院数は世界一」

ですが、それは「20床以上を持つ医療機関の数が世界一」ということでもあるのです。

そう考えれば容易に想像がつきますが、日本は病床数でも世界トップクラスです。OECDが2021年に発表した「人口1000人当たりの病床数（ベッド数）」によると、日本は「12・8床」で世界主要国の中で最多。これはアメリカ（2・8床）やイギリス（2・5床）と比較すると、実に4~5倍にもなる圧倒的な多さとなっています（図②）。

日本は今、世界トップレベルの健康寿命国として高く評価され、「医療先進国」と呼ばれていますが、それと同時に「病院大国」であり、なおかつ「病床大国」でもあるのです。

ところが今回の新型コロナウイルス感染症により、その〝大国〟に大きな変化が生じています。感染拡大期には、連日のように「入院できる病院が見つからない」「病床が足りない」などと報道され、医療の逼迫が大きな社会課題となりました。

病院や病床が世界一多い日本で、なぜ「病床が不足する」のか。そこには大国ゆえの原因も存在していると考えられます。これについては後述します。

日本はなぜそこまで病床数が多いのか？

そもそも、なぜ日本は世界一になるほどに突出して病床数が多いのでしょうか。その理

■図② 人口1000人当たりの病床数の国際比較（2019年、または直近年）

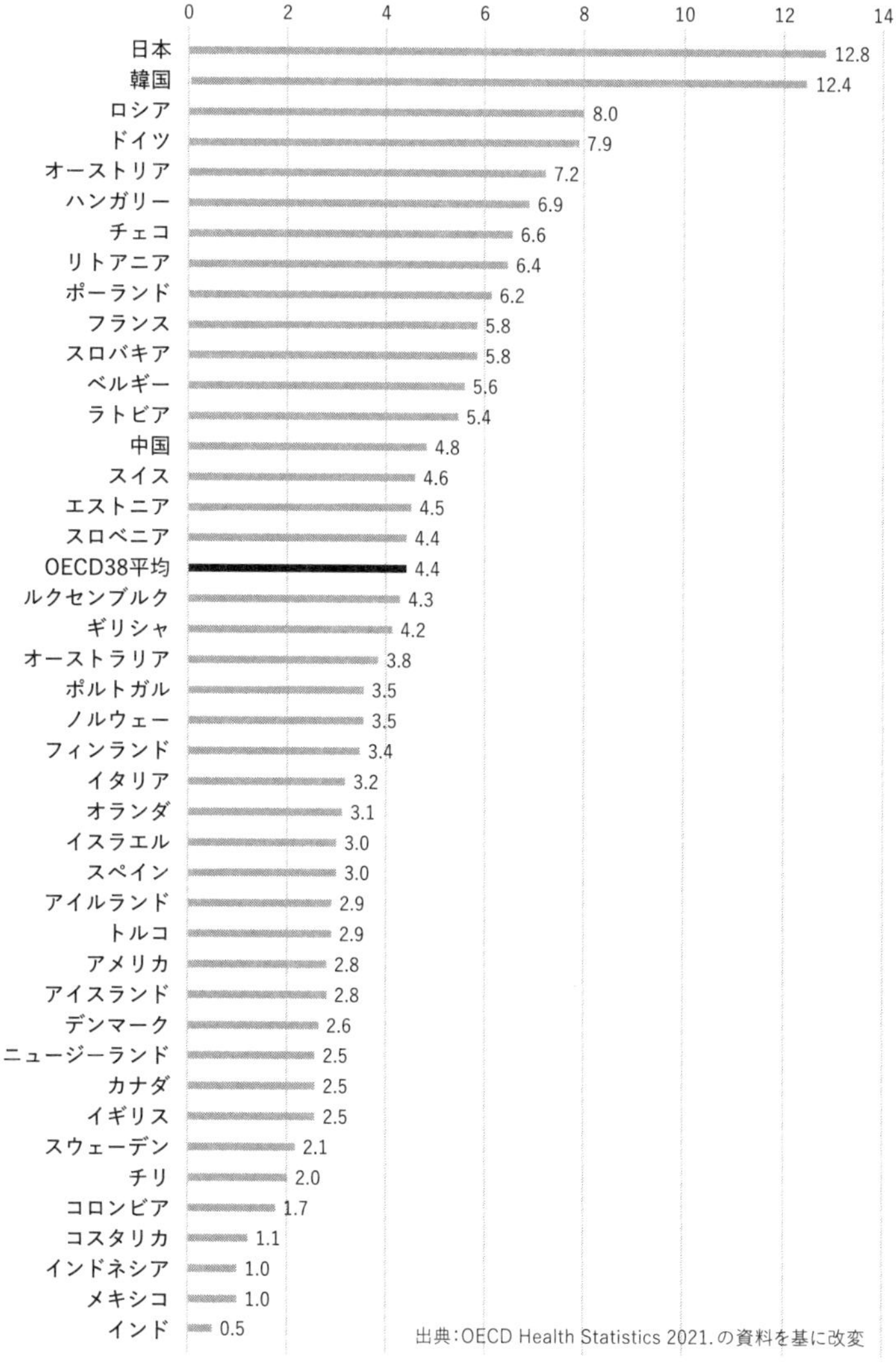

出典：OECD Health Statistics 2021. の資料を基に改変

由はいくつか考えられますが、まず1つ挙げられるのは「ビジネス的な側面」でしょう。

日本経済が高度経済成長を経て安定成長期に推移した時期と重なる1960年代から1990年代のピーク時まで、国内の民間病院（医療法人や個人病院）の開業が相次ぎ、それに伴って病床の数も大幅に増加しました。高齢者人口が増えて医療需要が右肩上がりに伸びるなか、「病院を開いてたくさんベッドを確保し、多くの入院患者を受け入れる病院経営」にビジネスチャンスを見出したという背景があったとも考えられます。

そしてこの時期に一気に増えた病院や病床が今まで〝生き残って〟いるという状況が、日本の突出した病床数の多さの一因になっているのです。


また、「在院期間＝入院日数が長い」ことも病床数が多い理由の1つになっています。

OECD加盟国の急性期医療の平均在院（入院）日数は、ドイツ8・9日、フランス8・8日、イギリス6・9日、アメリカ6・1日なのに対して、日本は16・0日と突出して長く、韓国（18・0日）に次いで2位となっています（図③）。ほかの国ならとっくに退院しているような症状の患者が、日本ではまだ入院し続けているケースがあるのです。

近年は以前に比べてかなり入院日数が短縮されてはいますが、それでも諸外国と比較すると、日本の入院日数はまだまだ長いのが現状です。

■図③ 急性期医療の平均在院日数(2019年)

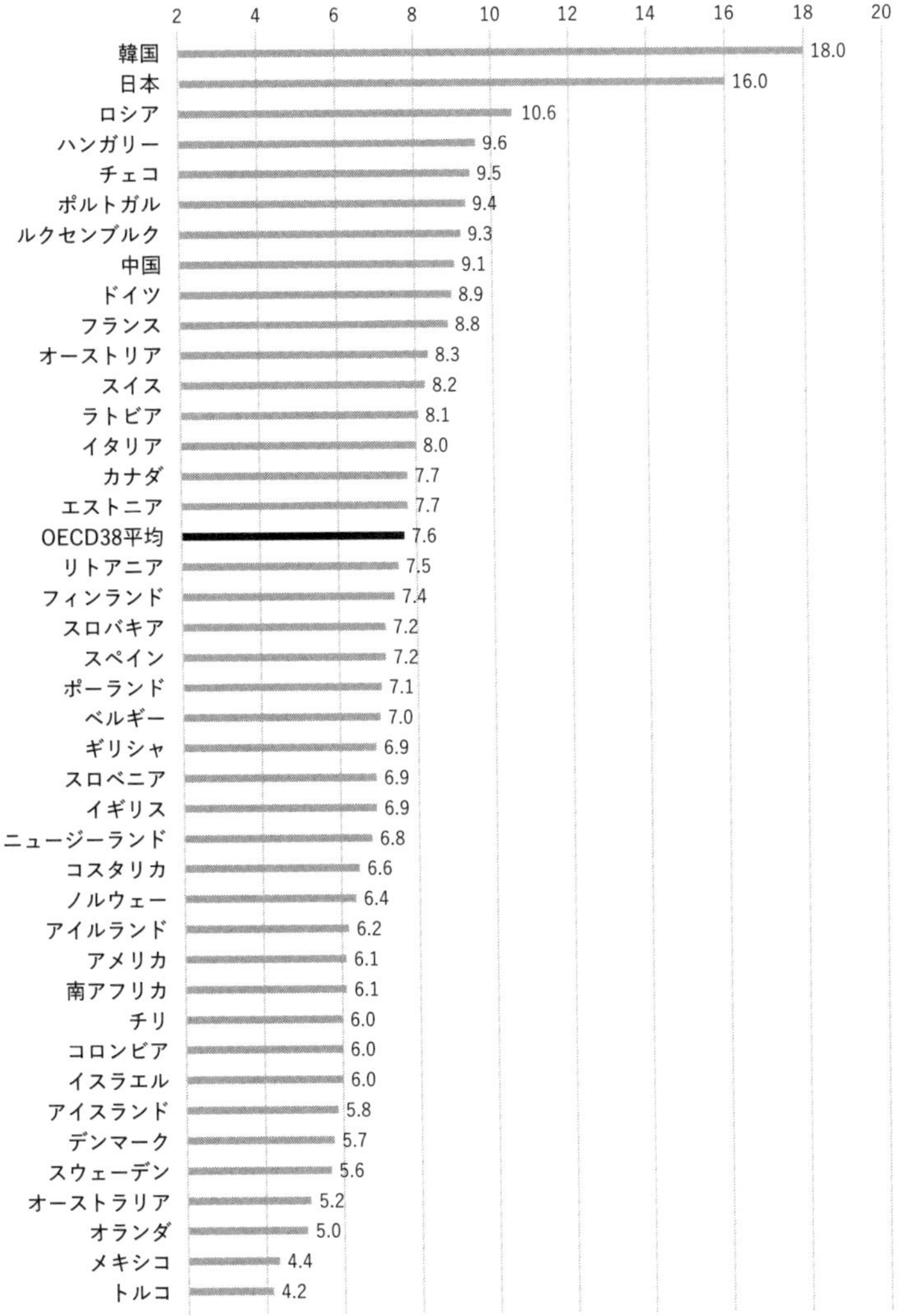

出典：OECD Health Statistics 2021.の資料を基に改変

すぐに退院させると病床の空きが増えて、病院経営に影響が出る。病床を減らすより、病床を埋めて（稼働させて）おくほうが利益になる――。こうした病院側の事情による入院期間の長期化もまた、日本の病床数の多さに反映されている側面があります。

入院日数が長引く事情は病院側だけではなく、患者側にも存在します。それは、「社会的入院」というファクターです。

耳慣れないかもしれませんが、社会的入院とは「本来なら入院治療の必要がない患者が長期入院を続けている状態」のこと。例えば自宅介護が困難な高齢患者が介護施設の代わりに入院する。「もう症状はよくなっているけれど、病院に入っていれば何かと安心だから」と考えて病院に留まる。こうしたケースが社会的入院になります。

病院側に「病床を増やし、入院させ続けて病院経営を成り立たせる」「病床を余らせておくぐらいなら受け入れて収益を出す」といった利益誘導的な思惑がある一方、患者側にも「退院したくない」という理由があるのです。儲けたい病院と安心したい患者。双方の需要に後押しされた結果、日本では入院日数が延伸し、それに対応するために病床数が増えていったという見方もできるでしょう。

こうした理由によって、**日本は現在でも他国と比べて「病院も病床も、あり余るほど多**

い国」になっているのです。

病院・病床数が多すぎると何が問題なのか

日本は他国を圧倒する「病院大国・病床大国」ですが、やはり過ぎたるは猶及ばざるが如し。のべつ幕なしに増え続けていれば、そこにはさまざまな弊害も生じてきます。

病院数にしても、今の日本、これからの日本にとっては「多い」を通り越して「供給過多」になりかねない。ゆえに再編・統合によって数を減らしていくべきだ、という議論は以前から行われていました。

ただ、患者側からすれば「病院や病床の数が多いのはいいことでは？　多いとどんな問題や不都合があるの？」というシンプルな疑問があります。

確かに、病院（病床）が多いほど医療を享受する機会や選択肢が増え、アクセスも容易になり、患者が分散されれば待ち時間も少なくなる。利便性の高さという点では、病院や病床が多いことにはメリットがあるとも考えられます。

しかしながら、過剰な病院・病床数にはこれからの日本の医療を考えたときに看過できない、「医療の質」という観点からのデメリットがあります。

詳しくは後述しますが、その代表的なデメリットが「医療資源の分散」です。医療資源とは医師や看護師、薬剤師、技師などの医療従事者、医療機器や設備などのこと。

つまり、**病院や病床が多すぎると、それだけ医療資源が分散することになり、1病院あたりの医療スタッフが不足する可能性がある**のです。

医療の世界では「**アクセスと医療の質は、お互いにトレードオフの関係にある**」と言われています。トレードオフとは、どちらかの要素を改善しようとすれば、一方の要素が犠牲になる――「あちらが立てば、こちらが立たず」という二律背反の関係性ということ。

病院や病床が多いのは、それだけ「医療へのアクセスがいい」ということ。「必要なときにすぐ近くの病院で診てもらえる」という日本の医療のアクセスのよさは、たくさんの病院や病床が〝あちこちに散在している〟ことで成り立っています。

ところが前述したように、病院・病床の散在は「医療資源の分散」を招き、必要な医療資源が不足するという「質の低下」につながっていきます。

例えば、外科医が1人しかいない病院では提供できる医療も限られます。そうした病院があちこちに5つあるより、5人の外科医を抱える規模の病院が1つあったほうが、より高度な医療提供が可能になるでしょう。

日本の現状はその逆で、5つの病院が散在することでアクセスのよさは得られるけれど、その代わりに、いざというときに必要とされる高度な医療提供の環境が犠牲になっているのです。

また、病床が空いていても医師や看護師が足りないために患者を断らざるを得ないというケースも、アクセスと質が同時に成り立たないトレードオフの関係が招く事態の１つ。

その背景には、諸外国と比べて「人口当たりの医師数が少ない」という現状があります。ＯＥＣＤの調査によると、２０１８年の日本の人口１０００人当たりの現役医師の数は、２・５人。これはＯＥＣＤ加盟国の中で７番目に低い数字となっています（図④）。

そもそも医師数が少ないうえに、その医師があちこちに分散してしまっているため、必要なときに必要な場所で必要とされる医師の数が確保できない。つまり、「医療の質」が確保できないという事態が起こり得るわけです。

こうした課題が如実に明らかになったのが、今回の新型コロナウイルス感染拡大です。日本ではこのコロナ禍で病床が逼迫し、医療崩壊の危機が日々報道されていました。世界一多い病床数を誇る日本で、なぜ病床が逼迫するのか――。

答えは、医療資源（医療従事者）が確保できないから。**逼迫していたのは病床ではなく、医療従事者だった**ということです。

■図④ 人口1000人当たりの現役医師の数（2019年または直近年）

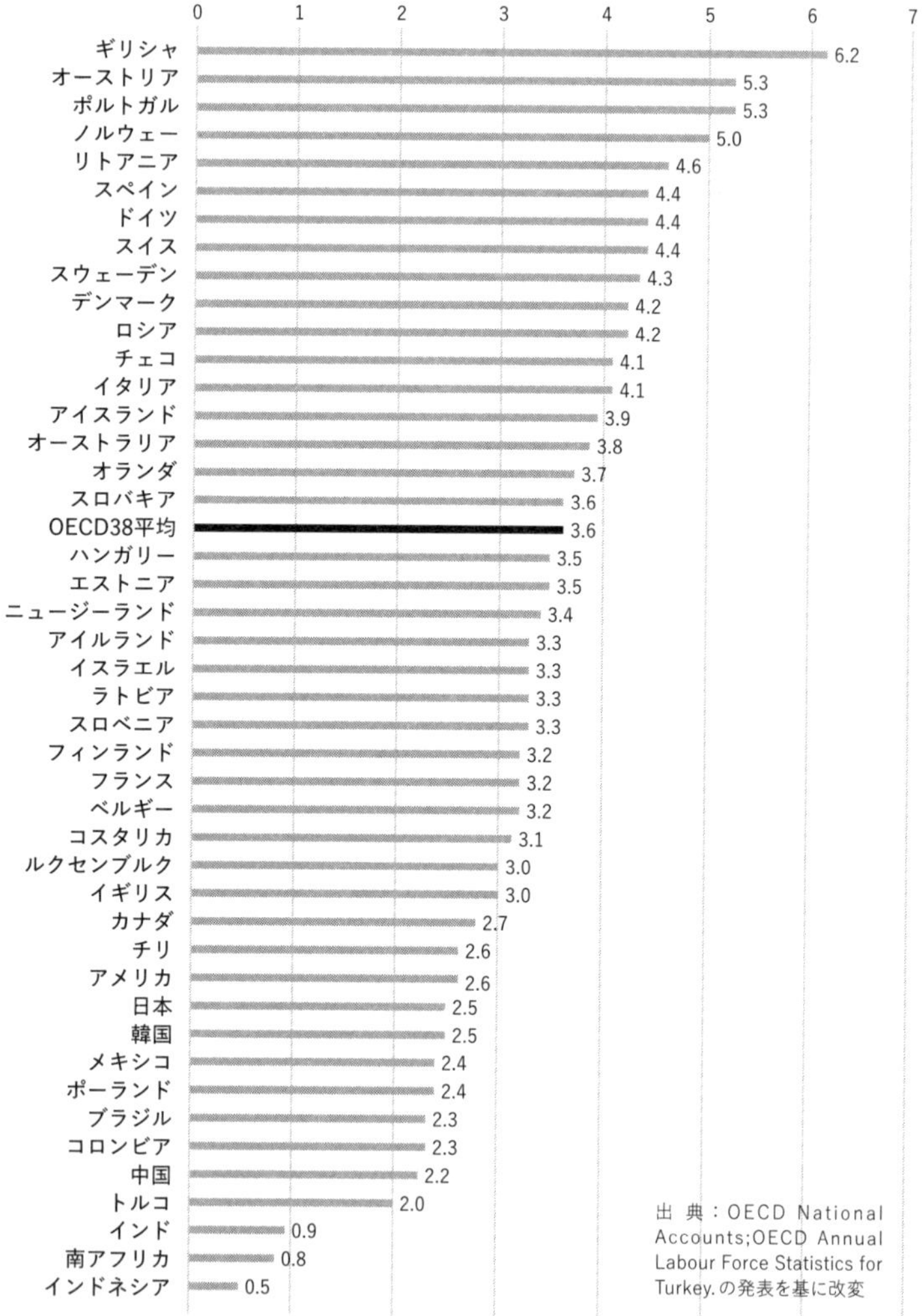

出典：OECD National Accounts;OECD Annual Labour Force Statistics for Turkey.の発表を基に改変

※ギリシャ、ポルトガル、コスタリカ、チリは全ての医師免許を持った医師数。※スロバキア、コロンビア、トルコは管理職、教育職、研究職などについている医師も含む。※フィンランドの最新データは2014年。

病院病床数が多すぎて、医療資源が〝あちこちに少しずつ〟分散しているため、患者が急増しても、医療従事者たちは常に少人数でやりくりしながら対応せざるを得ません。そうした現場の状況では、患者の受け入れに限界が出てきても仕方のないことでしょう。医療従事者たちがわが身を犠牲にする思いで必死に頑張っているにもかかわらず「病床逼迫、医療崩壊」という状況が生まれてしまった――。コロナ禍のそんな背景には病床数と医療の質のトレードオフ、つまり「ベッドは余っている。なのに、対応する医師がいない」という日本の医療体制の現状があったとも言えるのです。

高齢者人口の推移から医療提供体制を考える

効率的な医療提供体制を考えるにあたって重要視すべき基本データの１つが「人口の推移（人口動態）」です。

「知の巨人」と称された経営学者Ｐ．Ｆ．ドラッカーは「人口構造の変化（将来的な推計人口）だけが未来に関する予測可能な事象」であり、「社会や市場の動向をとらえるには人口構造のチェックが最重要」と説きましたが、医療についても同じことが言えます。

近年、**団塊の世代が75歳以上の後期高齢者となる２０２５年以降の超高齢社会に備える「２０２５年問題」**が話題になっていますが、日本の人口構造でとくに注目すべきは「高齢者、とくに75歳以上の後期高齢者人口の推移」です。

高齢化によって、治療も経過も長期に及ぶ慢性疾病（糖尿病や高血圧など）や、認知症やフレイルなど身体的機能・認知機能の低下によって介護が必要となる可能性が高い疾病が増加するなど、疾病構造も大きく変化しています。

またそれに伴って、「外来での治療」から「介護、リハビリ」へ——というように医療需要にも変化が見られます。今後はとくに、こうした社会事情も踏まえながら医療の提供体制を効率化する必要があるのです。

31ページの２つのグラフ（図⑤）を見てください。グラフ①は「日本の人口の将来推計」です。

日本の人口は２０１０年前後をピーク（約１２８百万人）に減少傾向に転じ、それ以降も減少が続いています。そして今後は65歳未満の人口が年間60~１００万人のペースで減少する一方、**高齢者人口は増加し続け、２０６０年には75歳以上の人口が総人口の約25%、４人に１人が75歳以上となる**、というのが人口の将来推計となっています。

そして将来的な人口推計と年齢階級別の１人あたりの医療・介護費の比率を用いて、大まかに「今後、医療や介護の需要がどれだけ増えるか」を推計したのがグラフ②です（あ

■図⑤ 人口将来推計と医療・介護需要の将来推計

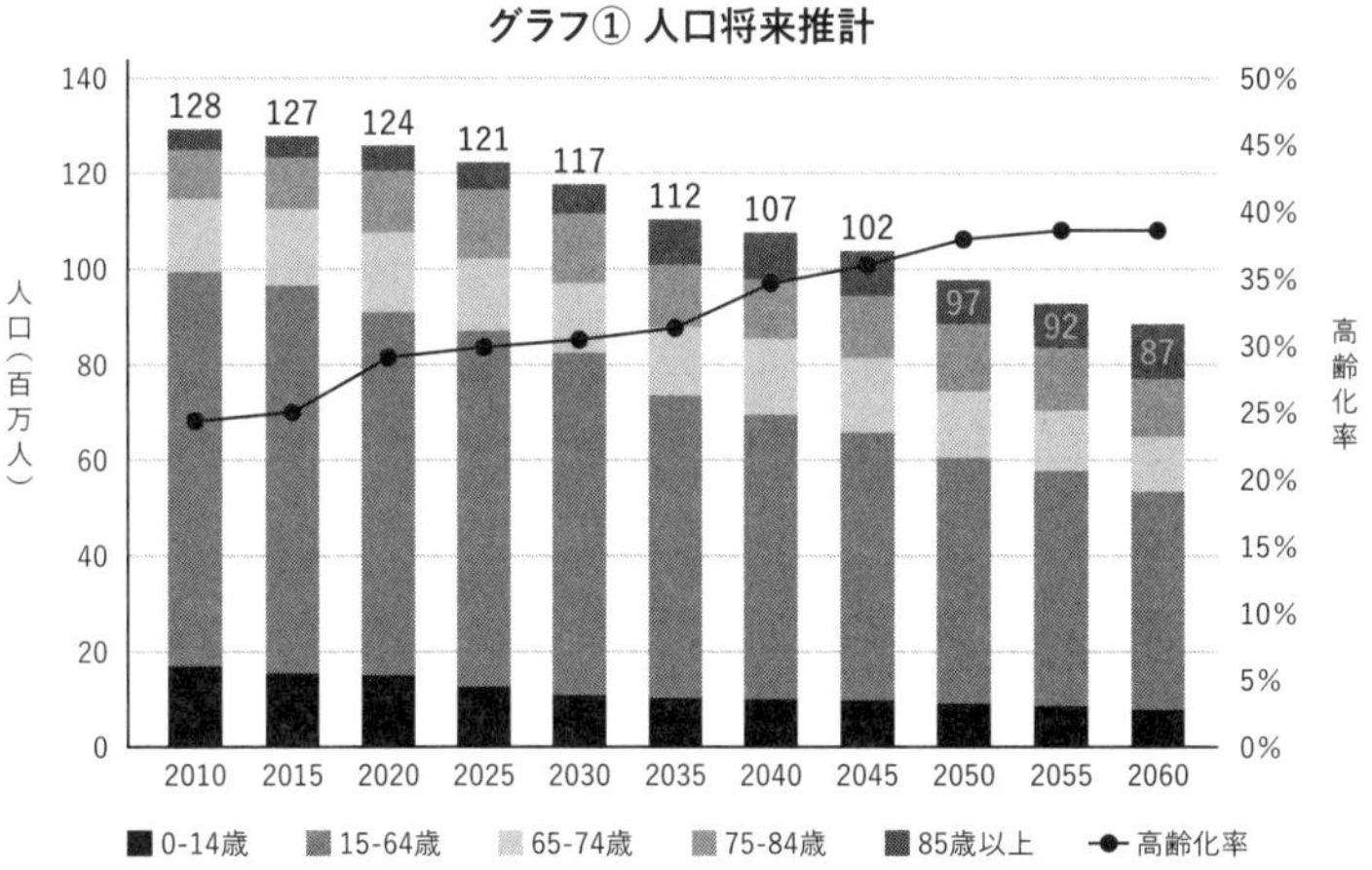

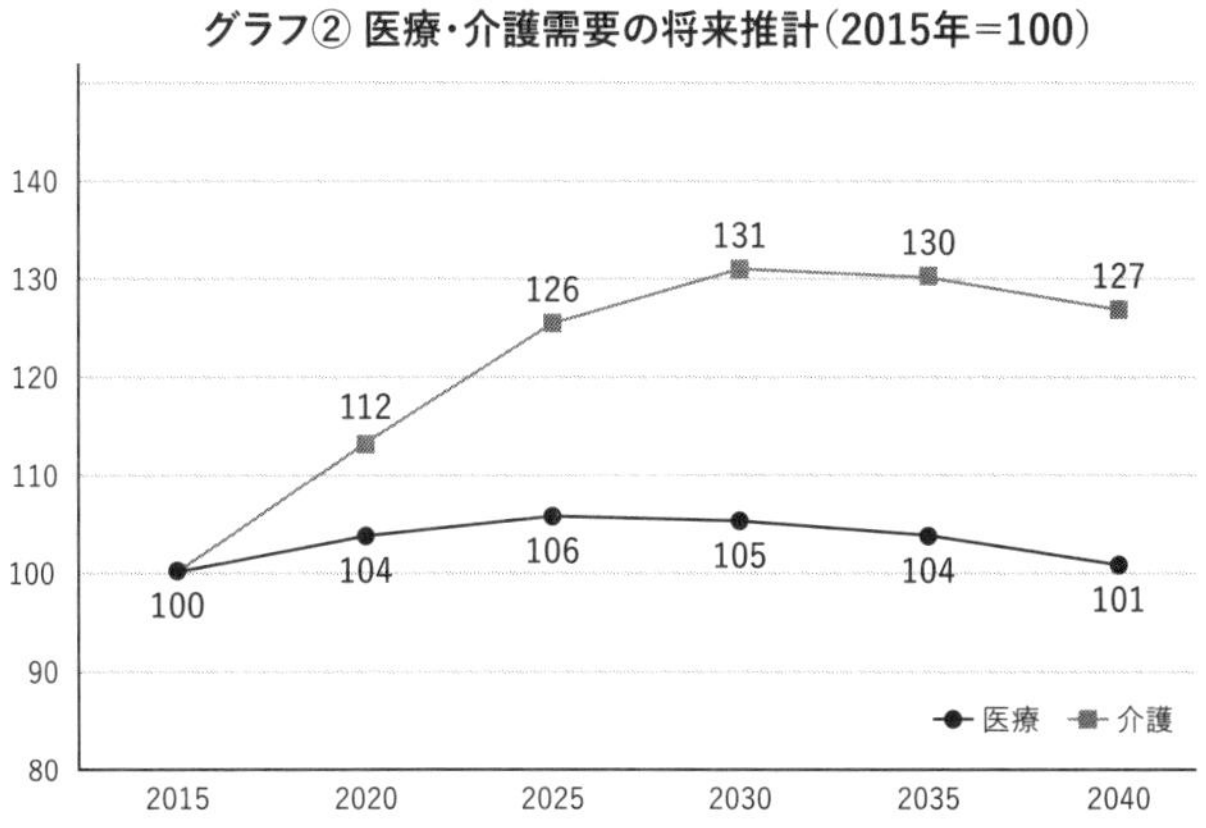

※医療・介護需要の将来推計は、人口の将来推計と年齢階級別の１人あたり医療・介護費の比率を用いて簡易的に推計を行っており、医療技術の発展や受療行為の変化等に伴う１人あたりの医療費の変化は反映していない。

出典：国勢調査、国立社会保障・人口問題研究所「日本の将来推計人口」（出生中位・死亡中位）

くまでも簡易推計で、医療技術の発展などによる変化は反映していません)。

これを見ると、意外にも「医療需要」があまり伸びていないことがわかります。2025年にピークを迎えてはいますが、その増え幅自体は決して大きくありません。特に外来受診の需要が伸びないのです。

高齢者が増えれば、それだけ病院で受診する人も増えると思われがちですが、実際はそう単純なものではありません。外来需要が伸びない理由は、高齢になると免疫力や体力が低下して病気が重篤化しやすくなり、通院による外来受診よりも入院や在宅での治療が多くなるからです。そのため、高齢者の患者の推計では外来受診が大きく増えず、むしろ減少していくと考えられているのです。

一方で大きな伸び幅を見せているのが、「介護の需要」です。高齢になるほどに、認知症や脳血管疾患、骨折、衰弱などで要介護状態になる人が増えるのは火を見るよりも明らかなこと。グラフでは**2025~2030年あたりをピークに、介護需要が増えていくと**推計されています。

高齢人口が増加することで、外来受診はさして増えない(むしろ減る)けれど、介護の需要は伸びていく。つまり、高齢化による医療需要の変化でも、医療(外来)領域と介護領域とでは成長率が大きく異なるわけです。

こうした推計データが、過剰な病床・病院という現状の医療提供体制を見直していくうえでの重要なポイントになっていきます。

政府が進める「病床の再編」――地域医療構想

病床数が多すぎて、効果的で質の高い医療が提供できていない。
高齢化によって医療と介護の需要に変化が生じている。

日本が抱えているこうした医療体制の課題を解消するために、国もコロナ禍以前から医療資源の分散を是正・適正化し、医療機能の集約化や役割分担・連携の強化などを進める方向へと医療政策の舵を切り始めています。

医療提供体制の適正化のために国（厚生労働省）が行っている主な施策は、

①**「医療機能による病床の再編」**
②**「複数医療機関の再編・統合」**

の２つです。

まず、①の病床再編を目指して進められているのが２０１４年６月成立の「医療介護総合確保推進法」によって制度化された「地域医療構想」です。

地域医療構想とは、少子高齢化が進むなか、団塊世代全員が75歳以上になって医療・介護需要が跳ね上がる2025年を見据えて、従来の医療提供体制を見直し、整備する政策のこと。その大きな柱が、増えすぎた病院・病床の再編なのです。

その取り組みについて簡単に説明しましょう。

病院などの医療機関が有している病床は、患者の状態に見合った医療を提供する機能（医療機能）によって、

1. 病状の早期安定に向け、とくに密度の高い医療を提供する「高度急性期」病床
2. 病気になり始めで病状が不安定な患者に医療を提供する「急性期」病床
3. 急性期医療後の、在宅復帰への医療やリハビリを提供する「回復期」病床
4. 長期的な療養が必要な患者の入院・治療を行う「慢性期」病床

という4つに分かれています。

これまでは治療や手術を行う「急性期病床」の需要が高かったのですが、高齢化がさらに進むと、前述した疾病構造や医療需要の変化によって急性期病床は減少し、「回復期病

床」への需要が大きく増加すると予想されます。そこで、
・需要が減る急性期病床を減らす。
・高度急性期病床も減らしていく。
・需要が増える回復期病床は、不足しないように増やす。
・慢性期病床は、在宅医療へのシフトを見据えて減らしていく。

というように、医療の需給バランスを考えた病床の確保を目指す取り組みが、地域医療構想における「医療機能による病床の再編」になります。

地域医療構想が制度化された翌年の２０１５年の病床数は、
・高度急性期：16・９万床（14％）
・急性期：59・６万床（48％）
・回復期：13・０万床（10％）
・慢性期：35・５万床（28％）
・合計　：１２５・１万床

ちなみに2022年の病床数は以下のとおりです。

・高度急性期：15・7万床（13％）
・急性期：53・4万床（45％）
・回復期：19・9万床（17％）
・慢性期：30・8万床（26％）
・合計　：119・9万床

そして、地域医療構想が目指している2025年における病床必要量（全国）は、

・高度急性期：13・0万床（11％）
・急性期：40・1万床（34％）
・回復期：37・5万床（31％）
・慢性期：28・4万床（24％）
・合計　：119・1万床

となっています。この推移と目標を見ても、「回復期」の全体に占める割合の増加が求められていることがわかります（図⑥）。

地域医療構想における医療機能による病床の再編とは、**「高齢化時代を見据えて急性期**

■図⑥ 2022年度病床機能報告

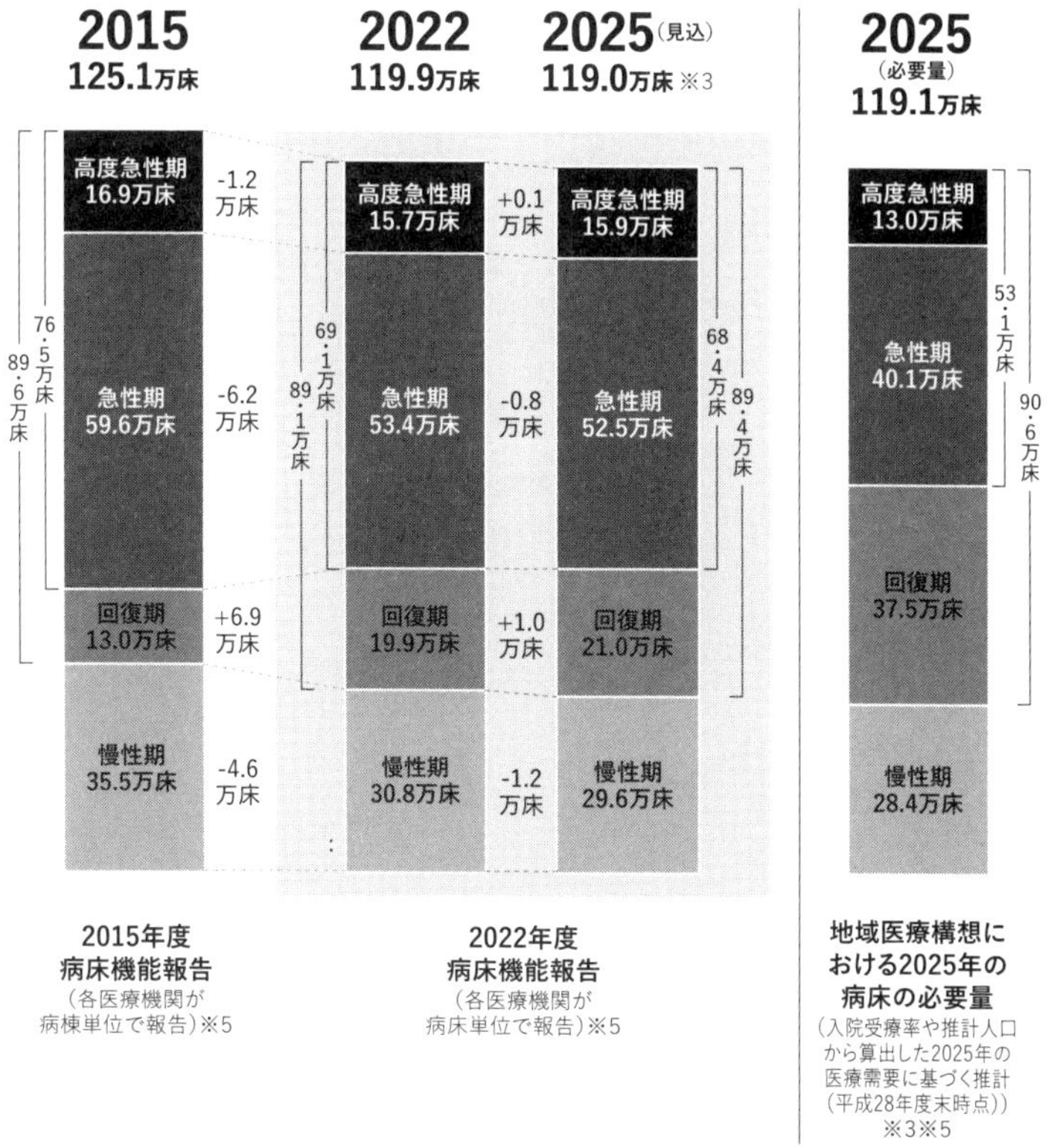

※1：2022年度病床機能報告において、「2025年7月1日時点における病床の機能の予定」として報告された病床数
※2：端数処理をしているため、病床数の合計値が合わない場合や機能ごとの病床数の割合を合計しても100％にならない場合がある。
※3：平成25年度(2013年度)のNDBのレセプトデータ及びDPCデータ、国立社会保障・人口問題研究所『日本の地域別将来推計人口(平成25年3月中位推計)等を用いて推計
※4：高度急性期のうちICU及びHCUの病床数(＊)：19,065床(参考 2021年度病床機能報告：19,645床)＊救命救急入院科1～4、特定集中治療室管理科1～4、ハイケアユニット入院医療管理科1・2のいずれかの届出を行っている届出病床数
※5：病床機能報告の集計結果と将来の病床の必要量は、各構想区域の病床数を機械的に足し合わせたものであり、また、それぞれ計算方法が異なることから単純に比較するのではなく、詳細な分析や検討を行ったうえで地域医療構想調整会議で協議を行うことが必要。

病床を減らし、回復期病床を増やす」ことなのです。

そして②の複数医療機関の再編・統合とは、病床の4つの医療機能による適切な再編を、1病院単位ではなく、「地域にある複数の病院」という枠組みで考えましょう、ということです。

例えば、ある地域に「高度急性期」から「慢性期」まで4つの医療機能を備えている「A」「B」という同規模の2つの病院があったとしましょう。

ときには両方の病院で救命救急センターやICU（集中治療室）などの救急医療機能が逼迫して〝パンク状態〟に陥ってしまう可能性もあります。

そうした場合にはA、Bの病院同士で協議し、医療資源（医師や看護師など）を融通するなどの形で連携して「A病院には高度急性期と急性期機能を集約、B病院には回復期や慢性期機能を集約する」といった機能分化の措置を取ることで、質の高い安定した医療の提供が可能になります。

このように**近隣の病院間で病床の機能分担ができる体制の構築も、地域医療における医療提供体制適正化の1つの施策**になります。

病院の再編・統合で「近所の病院がなくなる」？

多すぎる病院、多すぎる病床が招く医療資源の不足。患者が求める医療へのニーズの変化と現状の医療提供体制とのミスマッチ。迫りくる超高齢時代への対応——。日本の医療が抱えるさまざまな問題の解消を目的に、厚生労働省は近年、公立・公的病院を中心に「病院の再編・統合」を推進しています。

簡単に言えば「A病院とB病院を1つにして新たにC病院を開設する」というのが病院の再編統合の基本。A、Bのどちらの病院も病床を100床ずつ持っているのなら、1つにまとめてCという大きな病院にすれば人材も設備も病床も集約され、150床に減らしても医療の質の向上や効率化を確保できるという考え方です。

医療資源（人材や設備）を〝広く、薄く〟散らばらせるのではなく、必要十分な数の病院に集約して〝要所に、濃く〟配置する。**多すぎる病院を精査し、機能や役割を明確化して再編・統合することで、より〝密度の濃い医療〟の実現が可能になる**のです。

また病院の再編・統合は地域医療構想の推進にも不可欠な取り組みと考えられています。

前述したように、高齢化に伴って病院における病床機能のニーズは急性期から回復期、慢性期へと移ってきています。ただ日本の病院は病院・病床数が一気に増えた1960年代以降につくられたものが多く、当時はまだ高齢化への懸念もなかったため、手術や治療で病気を治す「急性期中心の病院」がメインとなっています。

病院の再編・統合には、病院数を減らすことで急性期の病床を減らし、回復期や慢性期病床を増やす。さらには入院による医療から在宅医療へのシフトを進めるという狙いもあります。

現実問題として、ある程度の規模の地方都市は〝病院城下町〟などと呼ばれ、市立病院に県立病院、国立病院、済生会病院に日赤病院など多くの公立・公的病院がひしめいているのが現状です。

日本病院会の相澤孝夫会長も以前メディアの取材で「地域や患者の需要に合った役割分担による医療供給体制に再編すれば、全国に約8000ある病院は、多くても4000もあれば済む」と話していました。

さらに病院の再編・統合には、国の財政を締め付けている医療費の拡大という大きな問題を解決するための施策という側面もあります。

医療費のなかでも大きな割合を占めているのが「入院費」です。その入院費を削減するために多すぎる入院用ベッド（＝病床）を減らす。そのために病床を抱えている病院自体の数を減らしていく。それが医療費の削減につながるというわけです。

地域医療構想の推進や医療費の削減効果などメリットが多い病院の再編・統合の動きは今後、より加速すると見られています。

ある日突然、町の小さな病院がなくなる。近所にあった病院が姿を消す。みなさんの身近にそんな事態が起きたとしても、決して不思議なことではないのです。

「病院が減る」と「医療の質が上がる」

前項にも書きましたが、再編・統合によって病院の数を減らす最大のメリットは、「提供される医療の質が上がる」ことにあります。

なぜ病院が減ることで、医療の質が上がるのでしょうか。

前述したように、病院（病床）数と医療の質とはトレードオフの関係にあり、病院の過剰な多さは医療資源（人材や設備）の分散というデメリットを生みます。

再編・統合で病院の数を減らすことで分散していた医療資源を集約し、効果的に再分配することが可能になります。

例えば、ある地域にそれぞれ10人の医師がいる病院が5つ散在していたとしましょう。そこで再編・統合が行われ、2つの大病院に統合されたらどうなるでしょうか。

残された2つの病院には、なくなった3つの病院のベッドや医療機器、さらには所属していた医師が集約されてくることになります。単純計算すれば、その地域にいた50人の医師が〝再分配〟されて「25人の医師がいる病院が2つ」になるわけです。

統合されてできた病院では各診療科目で多くの医師数を確保でき、医療機器も充実して医療提供体制や診療機能が強化されます。また協働する医師の数が増えることで教育制度が充実したり、症例も集約されることで医師の経験値の向上も期待できます。その結果、患者に提供できる医療の質がアップするのです。

さらに小さな病院があちこちにあるより、いくつかをまとめて大きな規模のしっかりした病院にしたほうが病院の設備投資や維持コストも抑制できます。

しかも、昨今話題になっている「医師の働き方改革」が進むというメリットもあります。詳しくは後述しますが、病院の再編・統合で病院に勤務する医師の数が増えれば、その分だけ時間外労働や連続勤務などの負担も減らすことが可能になります。シフトや交代制に余裕ができて、医師の過労を軽減できるわけです。医師の気力や体力の充実も当然、医療の質の向上に直結します。

このように**病院の再編・統合には臨床的にも病院経営的にも、医師の労働環境的にも大きな価値がある**のです。

実際に行われた公立・公的病院における再編・統合で、医療の質や医療提供体制が向上した事例を紹介しましょう。

三重県桑名市にある市立病院（桑名市民病院）と2つの民間病院（平田循環器病院、山本総合病院）の3病院が再編・統合して2012年4月にオープンした「桑名市総合医療センター」もその1つ。

最初から3つを1つに統合したのではなく、前段階としてまず地方独立行政法人を設立して3病院をその傘下に入れ、旧市民病院を「桑名西医療センター」、旧平田循環器病院を「桑名南医療センター」、旧山本総合病院を「桑名東医療センター」として運営。その後、「桑名市総合医療センター」に統合するという段階的な経緯による統合を実現させました。

3病院の総病床数662床（桑名市民病院234床、平田循環器病院79床、山本総合病院349床）を再編して400床に削減。医師数は3病院合わせて80人から120人に増員し、がんの放射線治療装置やMRI、CTなどの高度医療機器も導入して、医療の質の向上も実現しています。

桑名市総合医療センターの設立は、地域の病院同士が連携を深めながらの再編と統合に成功した一例と言えるでしょう。

また千葉県松戸市では2021年、老朽化と経営難を理由に「市立東松戸病院」と併設の介護老人保健施設「梨香苑」を2024年3月末で廃止し、その機能を基幹病院である「松戸市立総合医療センター」に移管して、2つの病院と1つの施設が担ってきた医療機能を集約させる計画が発表されました。

国主導の病院再編が進まない理由とは

とはいえ、すべての再編・統合が上手く運ぶとは限りません。地域医療構想による医療提供体制の抜本的な見直しに不可欠な病院の再編・統合ですが、実際にはなかなか順調には進んでいないのが現状です。

その理由の1つに、国主導の再編・統合の対象が「公立・公的病院」に限定されていて、民間病院にまでは波及していない点が挙げられます。

日本には約８０００の病院がありますが（診療所・クリニックは除く）、そのうち国公立・公的病院は約１６００と全体の２割程度。残りの約８割は民間病院（医療法人）が占めています。

国としては民間病院も同じように再編を進めたいと考えてはいるのですが、国が民間の再編に〝口を出す〟のはそう容易なことではありません。なぜなら、それが基本的人権で保障されている経済的自由権に抵触する可能性があるからです。

つまり、病院数全体の大半を占める民間病院が対象外になっているため、全体としての病院再編が進まないのです。

かといって国公立・公的病院では再編が順調に進んでいるかというと、そうでもありません。それが顕著に表面化したのは２０１９年のことです。

この年の９月、厚生労働省は全国の自治体などが運営する公立・公的病院のうち「再編・統合の検討が必要」とした全国４２４の病院名を公表しました。「診療実績が特に少ない」「近くに似たような病院がある」という条件に該当する病院が〝名指し〟され、２０２０年９月までに再編を地域で検討し、対応策を決めるよう求められたのです。

ところがニュースとしてメディアにも取り上げられた病院の名指し公表に、自治体の首長たちは反発。当時の厚生労働大臣が釈明コメントを出すなど大きな波紋と混乱を招くことになりました。

この騒動はまさに病院の再編・統合が遅々として進まない状況を物語っていたと言えるでしょう。

ちなみに、公表後まもなくして始まったコロナ禍では、名指しされた公立・公的病院が新型コロナ患者の受け入れに貢献したこともあり、424の病院再編に関する議論は実質的に立ち消え状態に。結果的に病院再編も足踏みが続いているのです。

病院再編に「地域とのコンセンサス」は不可欠

病院再編が進まない理由はほかにもあります。その1つが「地域住民の反対・反発」です。最大の反対理由になるのは、やはり、

「今までは徒歩で行けた病院が、車で何十分もかかってしまう」

「わざわざ市外までいかなきゃ診てもらえなくなる」

「通院の交通費だってバカにならない」

「病院が遠くなると、イザというときに不安」

――という病院へのアクセス悪化への不満でしょう。さらには、

「大きな病院がなくなると、地域の土地の価値が下がる」

「地域の雇用にもマイナス影響が生まれる」

といった懸念や不安も出てくると思います。

とくに地方都市では「近所にある病院がなくなる」「病院の数が減る」ことは非常にセンシティブな問題であり、実際に反対運動なども起きています。

例えば宮城県では2021年9月、仙台医療圏の4つの病院について、
①県立がんセンター（名取市）と仙台赤十字病院（仙台市）を統合
②県立精神医療センター（名取市）と東北労災病院（仙台市）を移転・合築《がっちく》
※合築＝それぞれの経営母体を残したまま1つの施設に併設すること
③そして、①で生まれる新病院を名取市、②で合築される新病院を富谷市に設置する
という「仙台医療圏4病院の再編構想」を公表しました。

つまり、この再編によって仙台市内では2つの大きな病院（仙台赤十字病院と東北労災病院）がなくなり、新病院はいずれも市外に置かれることになります。

ところがこうした県の方針に仙台市や地域住民、通院している患者たちが強く反発して、いまだに合意に至っていません（2023年9月現在）。

正直な話、病院の再編・統合において自治体、当該病院、地域住民・患者すべてが「100点満点」と思えるような形での実現というのは非常に難しいと言わざるを得ません。自治体には自治体の、病院には病院の、住民には住民の、それぞれの思惑があるのは当たり前なのですから。

なかでも最重要視すべきは、やはり地域住民の「近くにあった病院がなくなる」という不安感への対応です。

前述した千葉県の松戸市立総合医療センターの事例では、地域の住民や患者さんを対象に何度も説明会を実施。病院の再編・統合に伴って、新たに専用のシャトルバスを運行するなどの対策案を出して理解を求め、合意を得たという経緯もあります（この件には、私も「松戸市病院運営審議会」の委員として、対策の考案などにかかわっていました）。

「病院がなくなる」ことのメリットの十分な説明、なくなることで生じるデメリットへの対応策の提示など——。医療提供体制の維持に必要な病院の再編・統合をスムーズに推進するには、やはり地域とのセッションとコンセンサスが不可欠となります。

中小病院が直面する「病院の淘汰&サバイバル」

再編・統合が進んでいく今、そしてこれからは、病院にとって「どうすれば生き残れるか」「どうやってサバイバルするか」を迫られる時代になるとも言えます。それは公立・公的病院も、民間病院も同じこと。

むしろ民間病院（医療法人）の場合、自治体からの財政支援が受けられる公立・公的病院と違って、業績が低迷して赤字続きになれば病院経営を維持できなくなるリスクもあります。

患者さんに評価され、選ばれるようなニーズに合った質の高い医療を提供できなければ病院が「なくなってしまう」。そんな事態も十分に起こり得るでしょう。

医療需要が高く、病院が多すぎても経営・運営を維持できたのはもはや昔の話で、病院をめぐる経営環境は今後より一層厳しくなることが予想されています。

厳しい競合環境のなかで生き残る病院と淘汰《とうた》される病院が生まれ、結果として民間病院も再編されていく――。これもまた、「病院がなくなる日」の1つの姿だと考えます。

とくに「淘汰の危機＝サバイバル」に直面するであろう状況に置かれるのは、200床以下程度の病床を持つ「中小規模の一般病院（中小病院）」でしょう。

国の地域医療構想によって縮小に向かう救急や手術・治療対応の「急性期医療」は医療設備が整った大規模な総合病院に集約される傾向にあり、中小病院が今後、大病院と競合して急性期医療を担うのはかなり難しい状況になると予想されます。

そうしたなか、**中小病院が淘汰されず、患者に選ばれて生き残っていくためには、思い切った経営戦略の見直しも必要になってくる**のではないでしょうか。

中小病院にとっての生き残り戦略にもいろいろな方法がありますが、例えば、

①近隣の競合医療機関が扱っていない診療科目の専門外来にシフトチェンジする。

というのもアプローチの1つになります。

循環器科なら循環器のみを扱う専門、産婦人科なら産婦人科専門というように、小規模だけれど1つの科目に特化した専門病院という特徴を打ち出すことで、近隣医療機関との

差別化を図るわけです。
　また、来るべき超高齢社会に備えて、

②急性期病院の〝予後受け入れ施設〟として、リハビリ（回復期）や慢性期の患者の受け入れ対応を行う。

③地域の介護施設などと連携し、病院への通院が困難な自宅療養患者に24時間体制で往診と訪問看護を提供する「在宅療養支援病院」に転換する。

　といった方法も考えられます。実際に在宅療養支援病院として稼働しながら、状況に合わせて急性期患者の受け皿としても機能するという〝ハイブリッド〟な対応を始めている中小病院も出てきています。

　〝親方日の丸〟で経営効率の意識がさほど高くない公立・公的病院と比べれば、民間病院にはフットワークの軽さというメリットがあるのは事実です。
　だからこそ世の中の医療ニーズやトレンドの変化にいち早く対応し、差別化を図って独自性を打ち出しながら医療提供体制を見直して転換していく――。

民間の、とくに中小病院は、こうしたアプローチによってサバイバルしていくような時代になっていくでしょう。

病院は「医療の質」で選ばれる時代に

日本の医療はこれまで、量とアクセスを重視してきました。世界トップレベルの病院数とそれゆえのアクセスのよさがあってこそ、国民皆保険制度やフリーアクセス（医療機関を自由に選んで必要な医療を受けられる仕組み）が維持されてきた面もあります。

しかし時代が変わって、病院再編・統合により病院数が削減されているなか、医療は「量」より「質」が重視されるのは間違いありません。日本は自分が受診したい病院を自由に選ぶことができるのですから、**これからは「患者がより質の高い医療を提供してくれる病院を、自分で選んで受診する時代」になる**のも当然と言えるでしょう。

ただ、医療の質というのは相対的で主観的で非常にあいまいなもの。患者側としては、どうやって「病院の質」を判断すればいいのか悩むところでもあります。

いろいろな病院の特徴や医療レベルが客観的にわかる指標があれば、大いに病院選びの役に立つのですが、現状、そこまで信ぴょう性の高い評価指標があるとは言い難いのが現実です。

インターネットが進化した今、病院選びでもＳＮＳなどの「口コミ」を参考にすればいいと考える人も多いと思います。確かに、行こうと思っている病院をすでに受診した人や、同じ疾患で受診した人の体験談は参考にはなります。ただ、ネット上に書き込まれる個人の口コミや評判というものは、「必ずしも正しいとは限らない」ことを大前提にしておく必要があるでしょう。

ただ将来的に、信用のおける公的機関による医療の質の評価の公開が実現すれば、非常に信ぴょう性の高い情報になるかもしれません。レストランの口コミサイトは「参考程度」だけれど、権威のあるミシュランガイドの評価なら信用できる、というのと同じ。「○○省公式・２０●●年　病院の質ランキング」なる情報が定期的に一般に開示され、患者が病院を選ぶときの大きな判断材料にできる可能性も十分にあり得ます。

平たく言えば、**病院も「人気商売」になる**ということです。腕がよくて評価が高い医師がいる病院には患者さんが集まるだろうし、低評価ばかりで一向に改善できない病院はいずれ客足（患者）が遠のいていくでしょう。

また、「患者に選ばれる時代の到来」という背景もあって、近年では病院側が自主的に「医療の質向上における当院の取り組み」などをホームページで公開するなど、患者に向けての積極的な情報開示を行うケースも増えてきています。

私が創業した「まめクリニック」でも、意識して所属している医師の「クオリティコントロール」に努めています。診断の精度や患者さんの応対、患者さんからの評判から、カルテなどの作成にかかわる事務能力、スタッフとのコミュニケーションなど、専用の評価表を作成してクオリティの維持・向上に活かしています。

患者が医療の質で病院を選ぶ時代は、見方を変えれば、質の高い医療を提供できない病院は淘汰されていく時代でもあるのです。

2. オンライン診療で「病院に行かなくてもよくなる」⁉

「病院に行って診てもらう」はもう古い？

病気になったら、体調を崩したら、病院に行って診てもらう――これまでのこんな常識が、近年、大きく変わりつつあります。

日本の病院は昔から「3時間待ちの3分診療」と言われてきました。延々と待たされた挙句、やっと呼ばれたと思ったら、診療時間はほんの数分。オイオイ、なんだよ――こんな経験をお持ちの方、大勢いらっしゃると思います。

待ち時間が長くて億劫、病院に行くだけで最低半日は潰れてしまう。仕事があるから時間が読めないのは困る。それでも健康にはかえられないから、体調がすぐれないときは病院に行かざるを得ない――これが多くの人の本音ではないでしょうか。

そんななか、こうした状況を大きく変える新しい医療提供スタイルとして期待されている仕組みがあります。それが「オンライン診療」です。

オンライン診療とは、スマホやタブレット、パソコンなどのITツールを活用して、自宅や職場にいながら遠隔的に医療が受けられる仕組みのことです。

患者サイドにとってオンライン診療の最大のメリットは「通院不要、待ち時間なし」という利便性の向上でしょう。

インターネット環境さえ整っていれば受診の場所を問わないため、遠隔地に住んでいる、体調が悪い、常に家族の介護が必要、小さな子どもがいるなどの事情で通院が困難な人でも継続的な受診が可能になります。

さらに予約制になるため、待ち時間も発生せず、先の「3時間待ち」的なストレスも大幅に軽減されます。

また、通院不要でほかの患者と接触する機会がないオンライン診療には、感染症の院内感染リスクの心配もありません。

もちろんオンライン診療にも、後に言及するようないくつかの課題はあります。しかし、「通院不要で受診のハードルが大きく下がる」というメリットは、それを補って余りあるもの。その課題にしてもIT技術の進歩によって段階的にクリアされていくでしょう。

病院に行って診てもらうという受診スタイルが「もう古い」と言われる日は、そう遠くないのではないでしょうか。

オンライン診療がすんなり認められなかったワケ――解禁までの経緯

受診行動の常識を大きく変えるオンライン診療ですが、正式な医療行為だと認められるまでの道のりは、決して平坦なものではありませんでした。

患者にも病院側にもメリットが多いと思われるオンライン診療が、なぜ一気に拡大しなかったのでしょうか。なぜすんなり認められなかったのでしょうか。

少し難しい話になりますが、ここで日本におけるオンライン診療導入・認可に関する議論の経緯について簡単に書き述べておきます。

オンライン診療の導入を望む声は、以前から医療現場などでも上がっていたのですが、最初のハードルとなったのが1948年に成立した医師法です。

医師法の第20条にある、「医師は、自ら診察しないで治療をしてはならない」という規定に関する法解釈が、まず焦点となりました。つまり、オンラインによる遠隔的な診療が、法的に〝医師自らの診察・治療〟になるのか、第20条に抵触するのではないかという議論が生まれたわけです。

その議論に最初の段階として１つの方向性が示されたのは１９９７年。当時の厚生省が「遠隔診療であっても、医師法違反ではない」という法解釈のもと、オンラインでの診療を部分的に認可したのです（当時はまだオンライン診療ではなく遠隔診療と呼ばれていました）。

しかしこの時点では、「離島や僻地《へきち》の患者に限定」「特定の慢性疾患の患者に限定」「原則として初診は対面で」という条件つきでの認可にとどまっていました。


そして、次のタイミングとなったのが18年後の２０１５年です。

すでにインターネットは広く普及し、多くの人が日常的に携帯電話での会話や通信を行うようになっていくなか、遠隔医療を推進する学会（主に事業者団体）を中心に、「もっと広く遠隔診療を認めてもいいのではないか」という声が上がってきたのです。

そうした流れを受けて、厚生労働省は１９９７年に示した３つの条件に該当しないケースでも、「患者の要請に基づき、患者のメリットを十分に考えたうえで、対面診療と適切に組み合わせて行うのであれば、医師の判断のもとで遠隔診療を行っても問題ない」という通知を出しました。つまり、適切に行うなら遠隔診療もＯＫというお達しが出たわけです。

　私は一時期厚生労働省医政局で仕事をしていたことがあるのですが、私の入局とこの通知が時期的に近かったこともあり、「これって事実上の遠隔診療の解禁通知だよな」と感じたことをよく覚えています。

コロナ禍が加速させたオンライン診療

　２０１５年の遠隔診療（オンライン診療）の事実上解禁を機に、関連企業や団体、医療機関などがオンライン診療という〝市場〟でさまざまなサービス展開を開始することになります。それと並行して、オンライン診療を普及させたい事業者たちによるロビーイングなども活性化します。

　そして3年後、２０１８年3月に行われた診療報酬改定に合わせて、ようやく「遠隔診療も正式に保険診療とする」ことが認められました。ちなみに、遠隔診療が「オンライン診療」という名称に統一されたのもこのタイミングです。

　とはいえ、この時点でも診療できる疾患に制限があったり、対面診療と比べて保険点数も低いなど、まだ完全解禁とは言えない状況でした。

とくに大きな足かせとなっていたのは、1997年当初からの条件だった「初診はオンライン診療ではなく、対面で行うこと」という厳しい規制の存在です。

「初診は対面じゃなきゃダメ」という規制が敷かれたのには、「オンライン診療はあくまでも対面診療の補助的なもの」という医師会の意向が大きく関係しています。

オンラインでは対面と違って触診や検査ができないため、対面と比べると患者情報が不足して診断精度が落ちるといった指摘が全面解禁のネックになっていました。

さらに、日本によくある「もう1つのネック」もありました。

例えば、タクシー業界の抵抗で解禁されない「Uber」などの「ライドシェア（一般の自家用車ユーザーが乗客を有料で運ぶ配車サービス）」。

例えば、ホテル業界の影響でなかなか根付かなかった「民泊」。

こうした**業界のイノベーションに〝待った〟をかける「既得権益」という大きな壁の存在**です。

オンライン診療が解禁されれば、対面でかかりつけ医と患者との信頼関係をつくるという地域医療の前提が一気に覆されてしまう。例えば、東京の有名なクリニックが全国の患者さんを診療できるようになると、地元に落とされるはずの医療費が落ちなくなる。そうすれば、自分たち（医師会）の利益が奪われる可能性が高まる――。

医師会からすれば、「そんな、初診からすべてオンラインだけの診療などとんでもない話だ。認められるわけがない」となるでしょう。要するに、オンライン診療解禁には医療業界の既得権益という高いハードルが立ちはだかっていたわけです。

そうした状況が大きく動いたのが、というより〝動かざるを得なくなった〟のが、今回のコロナ禍の真っただ中にあった２０２０年です。

２０１９年から始まった新型コロナウイルスの感染拡大によって、いわゆる「受診控え」が進み、医療機関の外来患者数は大きく減少しました。

病院に行けば感染者がいるかもしれない。

自分が無症状の感染者なら、病院に行けば誰かを感染させてしまうかもしれない。

ならば、少しくらい体調が悪くても今は病院に行くのをやめよう。

症状があるけど、すぐ病院に行かずに様子を見よう――。

「通院に不安を覚え、病院に行きたいけれど行けない人」が急増してきた状況下で、改めて、病院に行かず自宅で診てもらえるオンライン診療にスポットが当たり、世の中のニーズも拡大していったのです。

そうした背景もあって当時の厚生労働省は、それまでの「初診は対面」という条件を撤廃し、あくまでも暫定的な特例措置として「初診患者に対するオンライン診療」を認めることにしました。

さらに関係事業者や医療機関のロビーイング、世界的な医療の流れなどに後押しされ、2022年には暫定的という条件も外されました。それに伴って保険点数も若干見直され、オンラインによる診療報酬が少し上乗せされています。

ここに至って「コロナ禍での特例ではなく、今後も恒久的に初診からオンライン診療OK」となり、オンライン診療は法解釈的にはほぼ全面解禁になったのです。

世論の後押しもあってさすがに医師会もオンライン診療に反対し続けることが難しく、認めざるを得なくなったということです。

こうした段階的な措置を経て徐々に規制が緩和され、解禁に至った**オンライン診療は、今後は急速に拡大・普及していく**と考えられます。それによって外来受診の形が大きく変わっていけば、将来的には患者さんが「病院に行かなくなる日」さえ訪れる——そんな未来予想も見えてくるでしょう。

ＩＴ技術を活用するオンライン診療ゆえの課題とは

病院に足を運ぶ必要がなくなるため、移動にかかる時間を省ける、診察までの待ち時間が短い、院内感染リスクがないなど、オンライン診療の普及にはいくつものメリットがあります。しかしその一方で、解決していくべき課題も多々存在しています。

例えば、スマホやタブレット、パソコンといったオンライン診療に不可欠なＩＴデバイスに慣れていない人、使いこなせない人、所持していない人をどうするのかという問題。

これは患者さんだけでなく、診療する側にも当てはまります。高齢の医師や看護師がＩＴデバイスを上手く使えないケースも十分にあり得るからです。

また、医療機関やオンラインサービスを提供する業者など情報を管理する側にとっては、セキュリティやプライバシーといった個人情報の扱いに関する問題もあります。

最近、大きな話題になっているのがマイナンバーカードを健康保険証として利用する「マイナ保険証」です。その普及を促進したい政府は、医療機関の窓口で健康保険証代わりに使うマイナ保険証を、オンライン診療にも導入する方針を固めています。

ただその運用現場では混乱も起きています。「マイナ保険証に別人の情報が登録されていて、医療費や薬などの情報を閲覧された」といったトラブルも相次ぎ、問題視されているのです。

保険証に別人の情報が登録されれば、診察や治療の現場で「患者の取り違え」が起きることも考えられます。そこで飲んではいけない薬を処方され、そのまま服用してしまうような事態もないとは言い切れません。

扱われるのが命や健康に直接かかわる重要な個人情報だからこそ、セキュリティの不備は重大なトラブルに直結してしまう可能性があります。オンライン診療の運営における情報漏洩などのリスクをどう排除するかは、何よりも大きな課題となります。

さらに、診療を行う際のオペレーションに関する問題に加えて、

・触診などの身体診察や各種検査ができず、患者情報が不足する。
・対面と比べて診療報酬が低い。
・画面上だけでの診察では安心できない。
・対面でなければ信用できない。

といった、これまでオンライン診療の普及を妨げてきた医師や患者が抱えるいくつかの阻害要因も課題として残ります。

医療提供体制としての将来性が大いに期待されるオンライン診療ですが、その導入はまだ始まったばかりです。

「ＩＴ技術を活用したオンライン診療」の普及拡大には、「ＩＴ技術を活用するがゆえにクリアしなければいけない課題」がある——。そのことを、診療を受ける側と診療する側、さらにはデバイス開発やサービス提供をする業者など、かかわる人すべてが共通認識として持っておく必要があるでしょう。

バリューチェーン全体をオンライン化する

医師が患者の診療を、病院での対面ではなくＩＴデバイスを通じたオンラインで行うのが「オンライン診療」の基本オペレーションではあります。

しかしオンライン診療の普及によって医療提供体制を最適化し、利便性を向上させるためには、単に「診療のオンライン化」だけを推進すればいいわけではありません。

求められているのは、医師による診療だけでなく、予後診察や在宅での検査、健康相談、さらには薬剤の処方や服薬指導から薬剤配送に至るまで、バリューチェーン全体の足並みを揃えて、一連の医療サービスをオンラインで完結できるシステムの構築です。

例えば、医師の診療はオンラインで受けられるけれど、薬は調剤薬局まで受け取りに出向かなければいけないのでは、オンライン診療のメリットは半減してしまいます。

後の章にも出てくるデジタルヘルスサービスを活用して、従来の「病院に行っての対面診療」では得られなかった情報を入手し、それを活用して患者さんの予後改善や利便性の向上に資する医療サービスの提供を行うというフェーズまで持っていかなければ意味がないのです。

そして近年、オンライン診療の完全解禁も手伝って、医療サービスのバリューチェーン全体をオンライン化する取り組みが、各分野で始まっています。

例えば薬剤の服薬指導や処方では、2019年の医薬品医療機器等法（薬機法）改正、2020年の改正法施行によって「オンライン（遠隔）服薬指導」が解禁されました。

オンライン服薬指導とは、保険薬局で調剤してもらう処方薬について、薬剤師がインターネットを通じて服用に関する指導をすること。

それまでは「服薬指導は対面が原則」だったのですが、高齢化や過疎化、ライフスタイルの多様化などを背景に、まずは一部地域限定で特例として認められました。さらに新型コロナウイルス感染症対策としての時限的・特例的な解禁を経て、現在では一定条件下でのオンライン服薬指導が全国的に認められています。

また２０２３年1月からは、患者さんの同意のもと、これまで紙で発行していた処方箋を電子化してデジタルデータにする「電子処方箋」の運用もスタートしました。

オンライン服薬指導が解禁されたことで、薬剤配送の分野では、非対面で処方薬を受け取れるサービスへの取り組みが進められています。例えば、調剤薬局と運送会社が連携した処方薬の宅配サービス、宅配ロッカーやドローンなどを活用した処方薬受け取りサービスなどがその一例です。

またアメリカでは、ヘルスケア事業に注力しているAmazonが、２０１８年に処方薬のネット販売を扱うピルパック社を買収して、２０２０年11月に「Amazon Pharmacy」をスタート。約３００人の薬剤師を雇用し、処方箋データ管理からオンライン服薬指導、調剤及び一包化、薬剤配送までをワンストップで提供しています。

病院に行かずにオンラインで診療を受け、薬局に行かずにオンラインで服薬指導を受け、処方された薬は取りに行かなくても配送されてくる――。医師の診療だけにとどまらず、薬剤の処方配送フェーズがオンライン化されれば、自宅にいながらここまでの医療サービスを完結できるようになるのです。

さらに、検査や健康相談などのカテゴリーにまでバリューチェーンの拡大とオンライン化が進めば、オンライン診療の普及・浸透はより加速すると思われます。

IT事業者が参入・先導するオンライン診療

オンライン診療の普及と、そのバリューチェーン拡大への取り組みに、医療業界以上に大きな関心を持っているのが関連事業者、なかでもオンラインの技術やプラットフォームをすでに有しているIT企業です。

すでにいくつかの大手IT企業が新しい医療モデルとして、特定の疾患に特化したオンライン診療の提供事業に参入しています。

例えば、ECサイト大手の「DMM.com」が運営する「DMMオンラインクリニック」は、AGA（男性型脱毛）や不眠症などに特化したオンライン診療サービスです。

また、SNS大手の「LINE」は、インターネットを利用した医療関連サービスの提供事業を行うエムスリー株式会社と共同でLINEヘルスケアという関連会社を立ち上げ、

２０２０年からオンライン診療サービス「ＬＩＮＥドクター」を開始。

ソフトバンクも２０２１年に中国のヘルスケア企業との合弁事業「平安好医生（ピンアン・グッド・ドクター）」をスタートさせています。

さらに興味深いのは、精鋭マーケティング集団として知られる「株式会社刀」が、２０２２年から高血圧疾患に特化したオンライン診療サービス「高血圧イーメディカル」の運営を始めたことです。ＥＣやＩＴ大手とは一線を画しているマーケティング企業が医療分野に進出したことは異業種からの参入として大きな話題となりました。

いずれもビデオ通話やチャット機能を活用して通院不要のオンライン診療を行い、処方した薬も自宅に配送するというシステムがベースです。

現状ではまだ「診療サポート」という位置づけで、対応できる疾患も限られていますが、その間口は少しずつ拡大しており、医療機関が保険で行っている診療領域に近づきつつあります。

最新技術を活用した「オンライン問診システム」

患者から病状や自覚症状、既往歴、服用している薬などを聞き取って、診断の手掛かりにする「問診」は、診察・治療の前段階となる非常に重要なプロセス。そして最新技術によるオンライン化は、この「問診」の分野にも広がっています。

近年、ＡＩやＩＴ技術を活用して、通常の問診、重症度合いを見極めるトリアージ、簡易的な診断などを行う「臨床判断支援システム（Clinical Decision Support System）」の開発が進められているのです。

例えば日本のヘルステック・スタートアップのユビー株式会社は、専用のタブレット端末やスマホを使ったオンラインでの事前問診ができるＡＩ問診システム「ユビーＡＩ問診」の提供を、２０１７年からスタートしています。

ユビーのシステムを導入した医療機関では、患者が端末に病状などを入力すると、ＡＩが患者ごとに最適な質問を作成し、それに答えていくことで問診票ができあがるというシステムです。その問診票データは1クリックで電子カルテに転記できます。

日本では、ユビー以外にも、株式会社HERO innovationの「メルプＷＥＢ問診」やアイ・ティィ・エス株式会社の「I mon」など、Ｗｅｂ問診サービスが続々と登場しています。

また海外では、イギリスの医療スタートアップ「Babylon Health（バビロンヘルス）」が提供する、ＡＩドクターによる医療診断アプリ「GP at hand」が挙げられます。

GP at handは患者がアプリのチャットボットに症状を入力すると、内容に応じた質問項目が提示され、当てはまる答えを選択していくという仕組み。入力された情報をＡＩドクターが瞬時に分析して、考えられる病名や受診の必要性の有無などが表示されます。また、必要に応じて医療機関の紹介・予約、医師とのビデオチャット、電子処方箋の発行や薬剤の宅配などにまで対応しています。

いずれのサービスも基本は、受診する前に患者がスマホやタブレット、パソコンなどから問診票に情報を入力し、それを医療機関に送信、共有できるというもの。自宅にいながらにして問診を受けることが可能になります。

また病状によってはＡＩが「そのくらいの状態なら、わざわざ来院しなくても大丈夫」と判断、医療機関で受診せずにオンラインでの医療相談のみで完結できるケースも出てくるでしょう。

ＡＩ活用によるオンライン問診サービスがもたらす最大のメリットは、医師の業務効率化にあります。

医師が作成するカルテには、事前の問診情報と診察による身体所見や検査所見が書き込まれるのですが、従来のような紙の問診票だと、その情報をいちいち電子カルテに手で入力しなければなりません。

こうした事務作業には想像以上に多くの時間と手間がかかっていたのですが、ＡＩによって電子化された問診データならば、電子カルテにコピペするだけで瞬時に転記できるため、入力作業は大きく短縮・効率化できるわけです。

今後、ＡＩ問診やオンライン問診のシステムがさらに進化していけば、大病院や専門病院に限らず、プライマリー・ケア（近くにいて、何でも相談に乗ってくれる総合的な医療）の診療機能も大きく効率化されていくはずです。

「メタバースクリニック」が拓く来院不要の医療スタイル

近年「メタバース」という言葉をメディアで見聞きする機会が増えています。メタバースとは、インターネット上で構成される3次元の仮想空間のこと。ゲームやビジネスなどの分野ではすでに活用事例が広がってきています。メタバース上では、アバターと呼ばれる自分の分身キャラクターを使って、現実世界に近いさまざまな活動や他の人とのコミュニケーションを行うことが可能です。

そしてこの新しいコミュニケーション手段は医療の分野でも高い注目を集めており、医療サービスの質の向上への貢献が期待されています。というのも、アバターを使ったコミュニケーションが、医療相談などのサービスと非常に親和性が高いからです。

その代表的な取り組みが「メタバースクリニック」です。これは、メタバース上に構築されたバーチャルクリニックに患者がアバターとして参加し、そこで医師との医療相談やカウンセリングなどが受けられる医療サービスのこと。

また医師との相談だけでなく、患者同士がチャットで悩みを打ち明け合ったり、健康に関する情報交換ができたりするコミュニティを設けているクリニックもあります。

「まめクリニック」でも、試行的ではありますがメタバースクリニックに取り組んでいます。まずはメタボなど生活習慣病の健康相談からスタートしたのですが、健康的なダイエット法や生活習慣の改善法などが多数寄せられ、患者さんからのニーズや関心の高さを実感しています。

病院に足を運ばず、**匿名のアバターを使って参加できるメタバースクリニックには、「実際に顔を合わせなくていい」「身元バレしない」という安心感があるため、患者の心理的負担が少なく、自己開示しやすいというメリットもあります。**

そのため性感染症や泌尿器科系疾患、婦人科系疾患といった〝正面切ってだとちょっと話しにくい〟ジャンルの相談やコミュニティにも高いニーズが期待できるでしょう。

ただ、医師による診察ができるオンライン診療とは異なり、今の法律ではメタバース上での診断、診察、薬剤の処方といった医療行為は認められていません。匿名性が高い反面、本人確認のルールや保険制度の適用条件など課題も少なくないのです。

そのため現段階では、あくまでも「医師などの医療従事者と患者がアバターを通じて交流できるコミュニティ空間」といった位置づけになっています。

とはいえ医療におけるメタバースの活用は、今後、さらなる成長が見込まれている分野であることは間違いありません。

将来的に法整備にまつわる課題などがクリアになれば、対面診療は「必要な場合のみに限定」され、ほかの診療はすべてオンラインもしくはメタバースで完結する――「病院に行かなくてもいい日」は、より現実的なものになっていくと思われます。

病院より先に「薬局」がなくなる？

診療〜服薬指導〜薬剤配送まで医療サービスのバリューチェーンがオンラインで一元管理されるようになると、そこには「保険薬局（調剤薬局）の存続危機」という新たな課題も生まれてきます。

病院の場合、オンライン診療が進んでも診察や検査、手術など来院する必要がある医療行為はまだ残ります。ところが調剤と受け取りで完結する保険薬局の場合、検査などの身体所見も必要ありません。飲食のデリバリーと同じで、注文して（処方箋を渡して）受け取るだけなら、患者自身が薬局に足を運ばなければいけない理由がなくなるわけです。

しかも、前述したように２０２０年に「オンライン服薬指導」が解禁されたことにより、診療から薬の受け取りまでをオンラインで一気通貫に完結できるようになりました。

事実、前述のようにAmazonをはじめとする大手ＩＴ企業が、大人数の薬剤師を抱えて続々とオンラインによる調剤業務に参入し始めています。

これまでのように病院の目の前に居を構えて、その病院の出す処方箋を引き受けてきた「門前薬局」と呼ばれる保険薬局の存在意義も大きく変わってくるでしょう。

そう考えれば、病院よりも「薬局がなくなる日」のほうが先になるかもしれません。既存の大手調剤薬局はそうした事態に〝戦々恐々〟としているのではないでしょうか。

薬局存続危機の背景の1つに医療のオンライン化があるのは言うまでもありませんが、それに加えて、「調剤業務については外部委託もＯＫ」という指針が出たことも大きく影響しています。

病院で出された処方箋を保険薬局に持って行き、その薬局で調剤してもらった薬を持ち帰る――これが一般的な「お薬を出してもらう」プロセスでした。なぜなら、薬局の開設者は、その薬局で調剤に従事する薬剤師でない者に販売又は授与の目的で調剤させてはならない。つまり、処方箋を受け取った薬局の薬剤師だけにその薬の調剤が認められていたわけです。


ところがこの規定が見直され、そう遠からず、薬局が調剤業務の一部を外部委託（アウトソーシング）できるようになる見通しとなっています。

調剤業務の外部委託とは、処方箋を受け取った薬局がその場で調剤せず、その業務を別の薬局などに委託することを指します。つまり、これまでは「ウチにきた処方箋は、ウチの薬剤師が調剤しなきゃいけない」だったのが、「忙しいようなら、よそに頼んで調剤してもらい、そこから患者に配送してもらう」が可能になるわけです。


調剤の外部委託を解禁する最大の目的は、薬剤師の業務の効率化にあります。

処方箋や保険証の不備や内容の確認、処方された薬の在庫確認、薬の飲み合わせのチェックといったいくつもの確認業務をしたうえで、その場で調剤。さらに適切な飲み方などの服薬指導をして患者さんに薬を渡す――。薬剤師の業務は多岐にわたっており、その負担も決して軽いものではありません。

しかも、保険薬局には「1日に扱う処方箋40枚に対して1人の薬剤師」を配置しなければならないという規定があります。

従来のように薬剤師が調剤も服薬指導も行う場合、処方箋を1枚処理するのに12分かかるとして40枚で480分、これだけで8時間を費やしてしまう計算になります。これに加えてほかの業務もあるわけですから、1人1日40枚は決して余裕があるとは言えません。

今回の見直しによって調剤業務を外部委託することが可能になれば薬剤師の過重負担も大きく軽減され、業務の生産性も向上すると考えられているのです。

調剤のアウトソーシングは〝薬剤師の働き方改革〟に貢献できるのですが、その一方で、「保険薬局で薬剤師が不要になる」「薬剤師がいなくても、保険薬局の業務ができる」という状況を生む可能性もあります。さらに、前述したオンライン服薬指導の解禁によって、保険薬局の役割も変わってくるでしょう。そうなると、「中小の薬局が成り立たなくなる」という事態も起こり得ます。

「オンライン服薬指導解禁」と「調剤の外部委託解禁」という2つのルール改正は「保険

薬局の再編・統合、集約」の大きな後押しになっていると考えることもできるでしょう。

第2章 医師がいなくなる日——20××年、医師の生きる道

20××年、医師の生きる道はどうなるのか

医師がいなくなる——本章の章タイトルには2つの意味合いがあります。

1つは「医師のなり手がいなくなる」という意味です。

命を預かる神聖な仕事ゆえに「24時間365日、医師であること」が求められ、自分の時間も持てず、担う業務や役割もかかる負担も大きい——。多くの医師がこうした過酷な労働環境で働いています。

さらに、仕事の過酷さが診療科や地域の環境によって異なるため、キツい科では医師や医師のなり手が圧倒的に不足し、比較的余裕のある科に医師が集まる。1人何役もこなさなければ成り立たないような地方には医師が集まらず、医師の絶対数が多い都市部に医師が集中するといった偏りも生まれています。

こうしたさまざまな事情もあって、**医師はすでに「一生安泰」な職業ではなくなり、職業としての「医師離れ」が生まれている傾向にある**のです。

もう1つは「医師の仕事がなくなる＝医師が要らなくなる」という意味です。

アメリカのＩＴ企業が開発した最新版の人工知能（ＡＩ）に日本の医師国家試験を解かせたら、合格ラインを超える成績を出したというニュースがありました。

また対話型ＡＩ「チャットＧＰＴ」の登場などもあって、問診など現場での医療業務にＡＩを活用する動きも急速に進んでいます。

医療の現場に超優秀なＡＩが入ってきたとき、果たして「人間の医師」は何ができるのか。さらに技術が進んでいくと、近い将来、人間の医師は「不要」になるのではないか。

こうした懸念も、本章で「医師がいなくなる」という表現を使った理由です。

本章では、医師の偏在問題や最近話題になっている医師の働き方改革、医療ＡＩの出現などの側面から、今後の〝医師の生きる道〟についての話題を取り上げます。

1.「偏在化」が招く深刻な医師不足

日本は、医師の「絶対数」が不足している

第1章でも触れましたが、世界トップレベルの病院数、病床数を誇る医療大国・日本ですが、その一方で深刻な「医師不足」という問題に直面していることもまた事実です。

実は、日本の医師不足には、2つの側面があります。

1つは先にも述べたように、OECDのランキングから見てとれる「日本の医師そのものの数が足りない」という問題。つまり、「絶対数の不足」という側面です。

病院も病床もたくさんあるのに、そこで患者と向き合う医師が足りない——。この矛盾は日本の医療提供体制にかかわる問題として、以前から指摘されてきました。

国もこうした事態に対処すべく手を打ってはいます。その1つが「医学部入学定員の増加」、**つまり医学部を受験する学生を増やすことで医師数増を図る取り組み**です。

2008年には国公立・私立合わせて7793人だった定員が、翌2009年には8486人に増員。以降も年々少しずつ増加方向で推移し、直近では2022年が9374人、

■図⑦ 医学部入学定員の推移

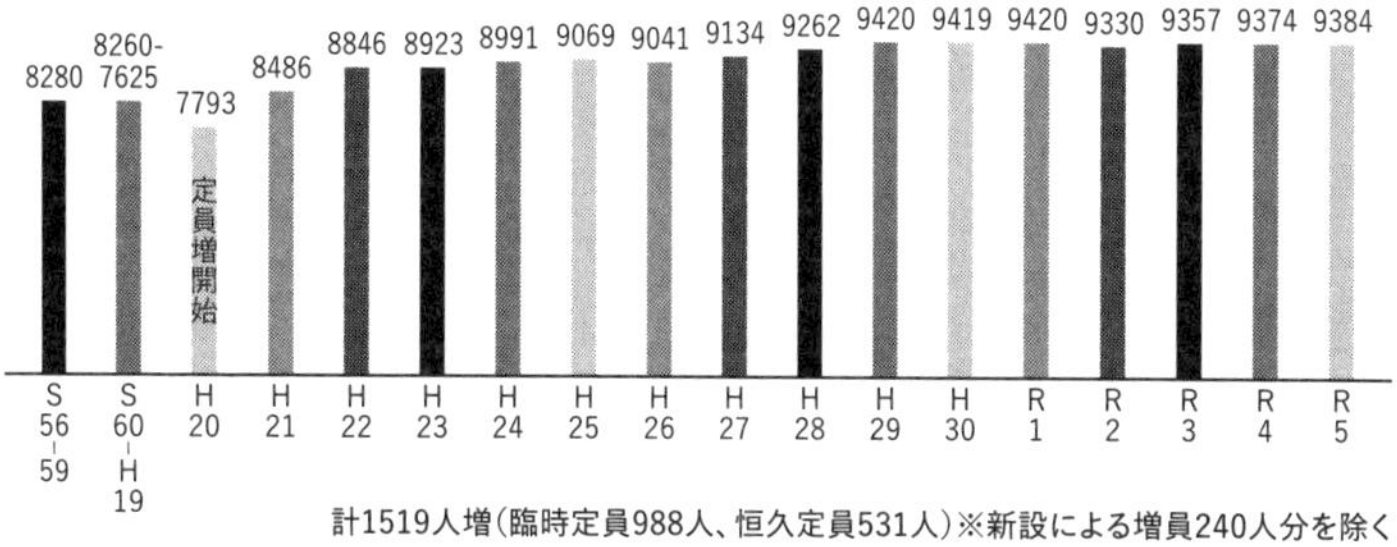

計1519人増（臨時定員988人、恒久定員531人）※新設による増員240人分を除く

出典：文部科学省「令和5年度　医学部入学定員増について」

２０２３年が９３８４人となっています（図⑦）。

数字だけを見るとそれほど劇的に増えてはいないようにも思えますが、医学部の定員増がすぐに医師数の増加に反映されるわけではありません。医師になるには、大学の医学部で６年間勉強して医師の国家試験に合格し、そこからさらに臨床研修医として２年以上の経験を積む必要があるため、最短でも８年はかかる計算になります。

そのタイムラグがあるため、「今年定員を増員したから、来年から医師数が増える」というものではないのです。

医学部の定員増という取り組みによって、徐々にではありますが医師の数自体が増えてきているのは事実です。ただ、それでもいまだに需要に追い付かず、医師不足が解決に至るレベルにまでは達していないのが現実と言えるでしょう。

医師偏在とは何か①――地域偏在による医師不足

日本の医師不足のもう1つの側面は、「医師の偏在」という問題です。偏在とは、偏りがあるという意味。実は問題としてはこちらの側面のほうが深刻です。そして、この医師の偏在問題は、さらに次の2つに分けられます。

①地域偏在：医師不足に悩む地域と、そうでない地域があるという問題。
②診療科偏在：医師不足に悩む診療科と、そうでない診療科があるという問題。

①の地域偏在による医師不足とは、具体的には「過疎化の村に医師が足りない」「離島に来てくれる医師がいない」といった状況を指します。**日本では医師が働く地域（勤務地）を自由に選択できるため、一部の地域に医師が集中するという偏りが生まれやすくなる傾向があります。**その結果、逆に一部のエリアでは慢性的な医師不足が続く状況になります。

例えば「病院の都道府県別にみた人口10万対常勤換算医師数」を見ると、高知県が316・9人でもっとも多く、次に徳島県275・1人、岡山県251・7人と続きます。一方、最少は埼玉県137・8人。次いで茨城県153・6人、三重県156・1人です（図⑧）。

■図⑧ 病院の都道府県別にみた人口10万対常勤換算医師数

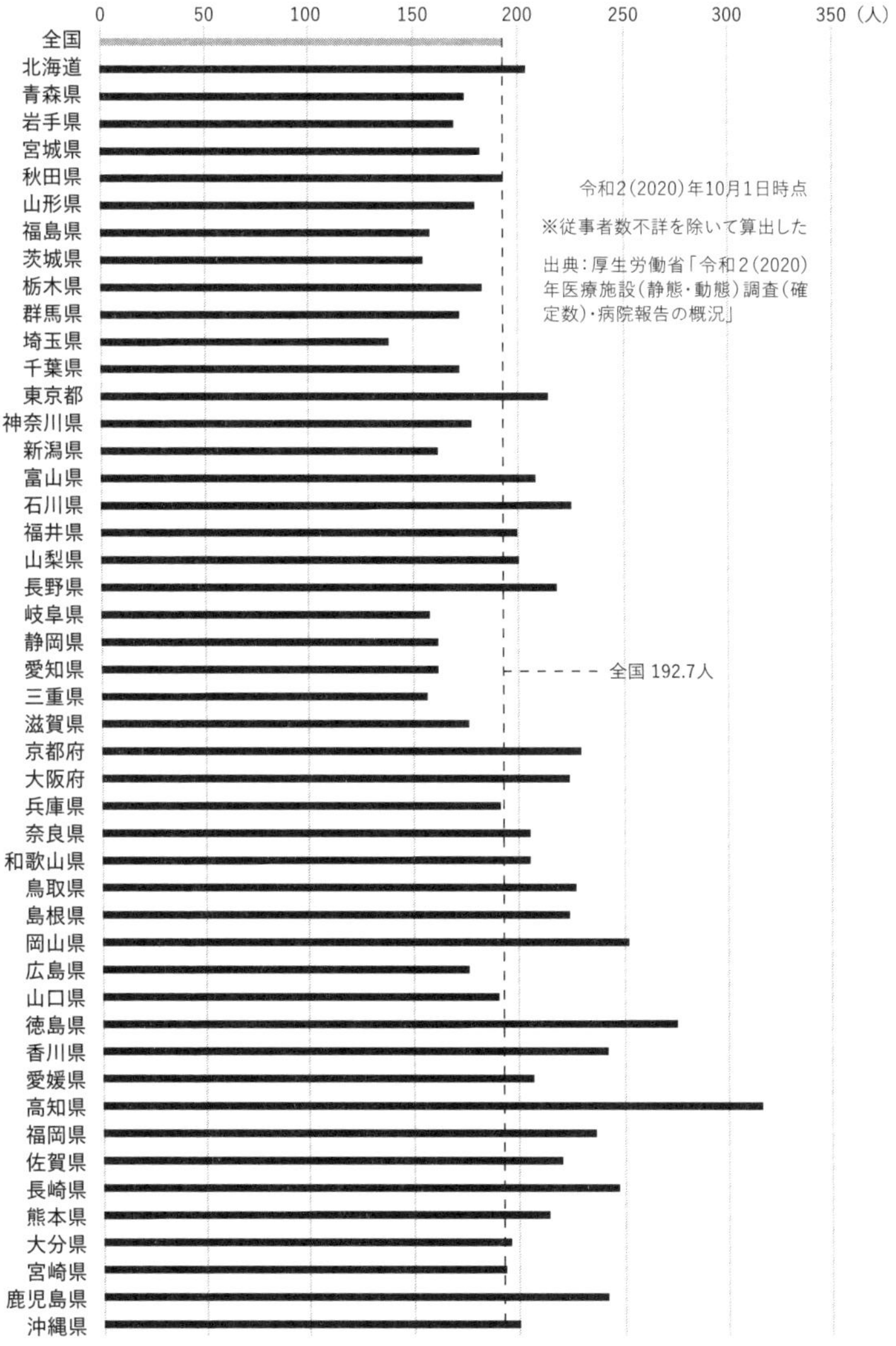

令和2（2020）年10月1日時点
※従事者数不詳を除いて算出した
出典：厚生労働省「令和2（2020）年医療施設（静態・動態）調査（確定数）・病院報告の概況」

最多の高知県と最少の埼玉県とでは2倍以上の差が生じており、このデータだけでも医師数の地域格差（地域偏在）は非常に大きいことがわかります。

ただこうした格差は、単純に人口の多い都市部と人口が少ない地方の差というわけではありません。重要視すべきは「人口に対する医師数」だからです。

人口が少ない地方の村でも、その人口に見合った数の医師がいれば、その地域は医師不足にはなりません。逆に、医師数がかなり多い都市でも、それ以上にカバーすべき人口が多ければ、医師不足となる可能性もあるのです。

さらに厚生労働省は２０２０年、47都道府県単位の三次医療圏別と３３５地域の二次医療圏別の「医師偏在指標」なる指標を発表しました。これらはそれぞれの医療圏における医師の偏在状況を客観的に比較し、２０３６年に向けてその解消を目指すために設けられたものです。

1．医療ニーズおよび将来（２０３６年）の人口・人口構成の変化
2．患者の流出入
3．僻地などの地理的条件

4．医師の性別・年齢分布
5．医療偏在の単位（区域、診療科、入院または外来）

以上の5つの要素を加味して算出され、その数値が大きいほど医師の数が多い地域であることを表しています。

三次医療圏別（47都道府県単位）の指標によると、数値がもっとも高いのは東京都（332・8）、もっとも低いのは岩手県と新潟県（172・7）で、ここにも2倍近くの格差が存在しています（図⑨）。

また二次医療圏別を見ると、最高値の「東京都区中央部（759・7）」と最低値の「秋田県北秋田（69・6）」には、実に約10倍もの開きがあるのです（図⑩）。

ただこれらのデータにしても「都会と地方の格差」という単純な指標ではありません。

例えば二次医療圏（全国に335地域）のなかで、山梨県の峡南《きょうなん》（332位）や茨城県の鹿行《ろっこう》（329位）、茨城県の筑西《ちくせい》・下妻《しもつま》（328位）、千葉県の山武長生夷隅《さんむちょうせいいすみ》（316位）など、東京近県であっても偏在指標の低い地域は存在しています。首都圏のような都市部のなかでも地域偏在が見られます。

三次医療圏の指標でも偏在率の低い県（医療圏）のなかに東京の近県（千葉や茨城、埼

■図⑨ 三次医療圏別医師偏在指標（暫定）

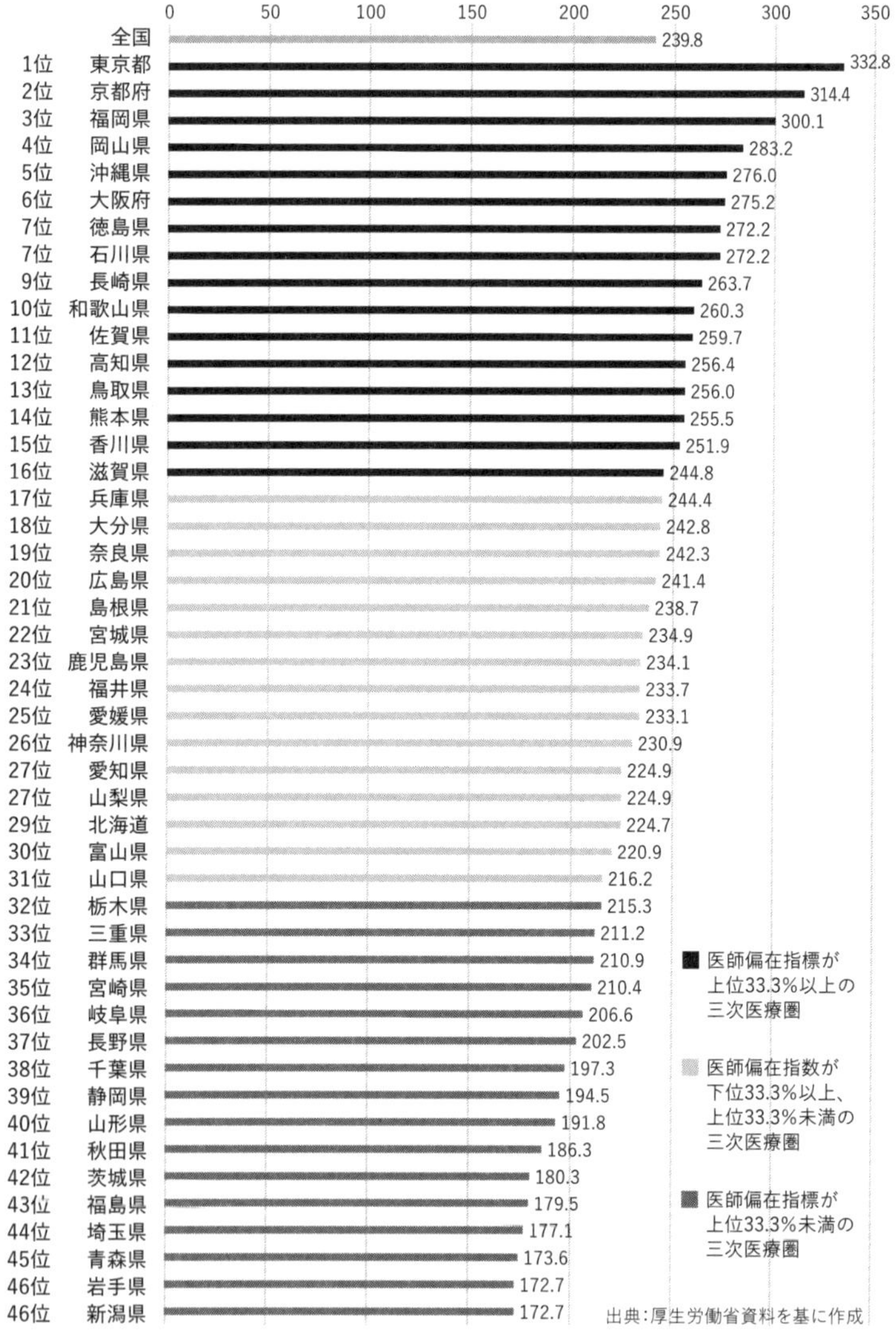
0
50
100
150
200
250
300
350
全国 239.8
1位 東京都 332.8
2位 京都府 314.4
3位 福岡県 300.1
4位 岡山県 283.2
5位 沖縄県 276.0
6位 大阪府 275.2
7位 徳島県 272.2
7位 石川県 272.2
9位 長崎県 263.7
10位 和歌山県 260.3
11位 佐賀県 259.7
12位 高知県 256.4
13位 鳥取県 256.0
14位 熊本県 255.5
15位 香川県 251.9
16位 滋賀県 244.8
17位 兵庫県 244.4
18位 大分県 242.8
19位 奈良県 242.3
20位 広島県 241.4
21位 島根県 238.7
22位 宮城県 234.9
23位 鹿児島県 234.1
24位 福井県 233.7
25位 愛媛県 233.1
26位 神奈川県 230.9
27位 愛知県 224.9
27位 山梨県 224.9
29位 北海道 224.7
30位 富山県 220.9
31位 山口県 216.2
32位 栃木県 215.3
33位 三重県 211.2
34位 群馬県 210.9
35位 宮崎県 210.4
36位 岐阜県 206.6
37位 長野県 202.5
38位 千葉県 197.3
39位 静岡県 194.5
40位 山形県 191.8
41位 秋田県 186.3
42位 茨城県 180.3
43位 福島県 179.5
44位 埼玉県 177.1
45位 青森県 173.6
46位 岩手県 172.7
46位 新潟県 172.7
■ 医師偏在指標が上位33.3%以上の三次医療圏
■ 医師偏在指数が下位33.3%以上、上位33.3%未満の三次医療圏
■ 医師偏在指標が上位33.3%未満の三次医療圏
出典：厚生労働省資料を基に作成

■図⑩　二次医療圏の医師偏在指標

都道府県名／医療圏名	医師偏在指標	順位
全国	238.3	-
東京都／区中央部	759.7	1
東京都／区西部	508.0	2
福岡県／久留米	453.3	3
茨城県／つくば	442.9	4
愛知県／尾張東部	431.3	5
群馬県／前橋	425.4	6
島根県／出雲	421.8	7
滋賀県／大津	416.9	8
福岡県／福岡・糸島	407.9	9
京都府／京都・乙訓	399.6	10
栃木県／県南	399.1	11
熊本県／熊本・上益城	382.1	12
鹿児島県／鹿児島	368.3	13
大阪府／豊能	365.4	14
佐賀県／中部	263.4	15
石川県／石川中央	361.6	16
和歌山県／和歌山	353.6	17
鳥取県／西部	350.5	18
長崎県／長崎	348.0	19
東京都／西南部	347.5	20
沖縄県／南部	347.1	21
長野県／松本	339.6	22
千葉県／山武長生夷隅	96.1	316
秋田県／湯沢・雄勝	94.3	317
島根県／雲南	94.0	318
岡山県／高梁・新見	93.8	319
石川県／能登北部	92.9	320
熊本県／阿蘇	91.9	321
北海道／根室	91.7	322
福島県／相双	91.7	323
北海道／南檜山	91.5	324
鹿児島県／熊毛	90.6	325
静岡県／賀茂	89.6	326
愛知県／東三河北部	87.9	327
茨城県／筑西・下妻	87.7	328
茨城県／鹿行	86.9	329
岩手県／宮古	86.8	330
鹿児島県／曽於	81.7	331
山梨県／峡南	81.5	332
北海道／日高	80.4	333
北海道／宗谷	79.0	334
秋田県／北秋田	69.6	335

玉）が名を連ねています。**医師の偏在と聞くと、単純に都会と地方の差だと思いがちですが、人口が多い首都圏においても医師数の地域格差は発生している**のです。

こうした現象が起きる理由の1つには「大学医学部の存在」も関係していると私は考えています。なぜなら医学部を卒業後、そのまま大学病院に残る、もしくは近くの病院に勤めて地域に根差した医療に携わる道を選択する医学生が多いからです。そのため、複数の大学医学部を有している地域は医師数が多いという傾向があるのです。

例えば埼玉県は、人口は多いけれど医学部は埼玉医科大学1つだけしかありません（防衛医科大学校は除く）。千葉県も現在は国際医療福祉大学ができましたが、それまでは千葉大学だけでした。そして両県ともに三次医療圏における偏在指標は下位になっています。

こうしたデータからも、**単に都市部か地方かだけではなく、「その地域に医学部があるかないか、いくつあるか」が、医師の偏在や地域格差を生む要因の1つになっている**と言えるのではないでしょうか。

新医師臨床研修制度が医師不足を加速させた？

こうした医師の地域偏在問題が顕在化する大きなきっかけとして指摘されているのが、2004年に導入された「新医師臨床研修制度」です。

日本では、医学部を卒業し医師免許を取得した研修医は、その大学の附属病院に残って医局に所属し、2年間の臨床研修を経て診療や研究に従事するのが一般的でした。

ところが新医師臨床研修制度によって従来の臨床研修制度が大幅に見直され、医師免許を取得した医師は、臨床研修先の病院を自由に選べるようになったのです。すると、大学病院に残らず、症例数が多くて勤務条件も整っている都市部の民間病院に流れる研修医が激増しました。

その結果どういうことが起こったか――。

それまで大学病院は、医局に所属する医師を地域の病院に派遣して、地域の医師数の多《た》寡《か》を調整していました。ところが新医師臨床研修制度の導入によって大学病院の医局で研修を希望する研修医が激減したことで、大学病院が従来どおりに地域の病院へ医師を派遣することが難しくなったのです。

さらに研修先に選ばれず研修医を確保できない大学病院が、地域の病院に派遣していた医師を呼び戻すといった事態も発生しました。こうした事情によって、地域で働く医師数が不足していったのです。

こうした**研修制度の影響とそれに伴う大学の医局制度の形骸化が、全国的に医師数は増加傾向にあるにもかかわらず、医師の地域偏在、地域格差が深刻化している一因になっている**と考えられます。

医師偏在とは何か②――診療科偏在による医師不足

一方、②の診療科偏在とは「産婦人科医が足りない」「救命救急医のなり手が少ない」といった状況を指します。

日本では、麻酔科以外の診療科について、自分が何科の医師かを自由に表明できる「自由標榜制」が採用されています。標榜とは「立場を公然と表明する」の意味。つまり、自由標榜制とは「医師免許を取得すれば、専門分野や経験年数を問わず、診療科目を自由に選択し、世に名乗ることができる制度」です。

病院や医療機関の看板を見ると「○○科、△△科、◆◆科」など、その機関が扱っている診療科が表記されているでしょう。これはその医療機関が独自に選択して〝ウチが得意とする診療分野〟として標榜していることになります。

そして自由標榜制のもとでは、例えば、近所の眼科医が「明日から心臓血管外科もやります」と宣言して申請手続きさえすれば、それでもう心臓血管外科医を名乗る（標榜する）ことができる。これは極端な例ですが、日本においてこれはルール違反ではないのです。

アメリカやイギリス、フランスなど先進国の多くは診療科ごとに専門研修を受け、専門試験に合格した医師だけがその診療科を標榜できる「専門医制度」を採用しています。対して日本は、診療科ごとの試験がなく、基本的にはどの診療科も標榜できます（麻酔科を除く）。日本が採用しているこの自由標榜制は世界的に非常に珍しい制度と言われています。

そして、この自由標榜制が採用されていることが診療科間における医師偏在がなかなか改善されない原因になっていると考えられているのです。

なぜなら、診療科には人気・不人気があるから。医療法で定められた標榜できる診療科のなかでも、収入や待遇、労働環境やライフスタイルとの兼ね合いなどの視点から医師が「標榜したい科」と「したくない科」に偏りが生まれやすいのです。

例えば次項でも触れる産婦人科や救急科など、ほかの診療科より労働時間が長く、24時間対応が求められる診療科は、負担の大きさから嫌厭《けんえん》されて標榜されにくい＝医師不足になりやすい傾向があります。

逆に、例えば脳外科などは人気があって標榜されやすい診療科です。日本は世界のなかでも人口あたりの脳外科医の数が多いことで知られています。

また緊急性が低くて当直や夜勤、深夜呼び出しなども少なく、しかも儲かるという理由で人気が高まっているのが眼科、皮膚科、精神科、心療内科、美容外科といった診療科です。なかでも美容外科は、まだ絶対数としては少ないのですが、最近の増加率という点では非常に人気が高くなっています。

専門医制度のある海外で「〇〇科を診たい」場合は、その診療科の試験を受けて専門医の資格を取らなければなりません。でも日本の場合は医師免許さえあれば、ある意味「言ったもの勝ち」のようなもの。それゆえ、

「私は脳外科医がいい」「オレも」「ボクだって」

「産婦人科は大変だから勘弁だな」「私もやりたくない」「オレだっていやだ」

——が通用してしまいます。その結果、診療科間における医師数に偏り（偏在）が生じてしまうわけです。

産婦人科の医師不足が深刻な理由

診療科偏在による深刻な医師不足に直面しているのが産婦人科です。その大きな要因は、後述する「医師の働き方改革」とも密接に関係してくる過酷な労働環境にあります。

診療科を問わず多くの医師は厳しい労働環境のもとで働いていますが、なかでも産婦人科医、とくに出産にかかわる産科医の過酷さは際立っています。

出産とは不規則なもの。目安としての予定日はあっても、確実に「この日のこの時間に産まれる」というう正確なタイミングはわかりません。

そのため勤務時間が不規則になるどころか、24時間365日いつでも緊急呼び出しに応えられるような〝臨戦態勢〟が求められるのです。

夜中の出産に対処できるような夜勤体制を維持する必要もあるのですが、そもそも産婦人科医が足りていないのですから、最小限の人数でシフトを回していくしかありません。余裕がある夜勤体制を組むには産科医が最低5人は必要なのに、現実には1人、2人しかいない。となれば当然、その医師たちの労働環境はますます過酷になってしまう。こうしたケースが決して珍しくないのです。

しかも出産への対処は直接、患者（母親と胎児）の命にかかわります。「母子ともに健康」で終えるのが当たり前という大きなストレスと常に向かい合わせの仕事なのです。

また、それゆえに他科に比べて医療訴訟になるケースが多いという点も、産婦人科医が敬遠される要因となっています。

さらに産婦人科の医師不足を考えるとき、女性医師、とくに若い女性医師が増えているにもかかわらず、そのための労働環境が整備されていないという要因も看過できません。

今、20歳代の若手産婦人科医の7割近くを女性医師が占めています。女性医師の増加自体は大いに歓迎すべきことなのですが、その人たちが活躍できるような支援体制がまだ不十分という現状があります。

そのため「出産や子育てなどで夜勤ができない」「出産後に復職できても、24時間体制で子育てとの両立が難しい産婦人科を希望しない」といった事態も発生して、ほかの医師にかかる負担が増えてしまうこともあるのです。

過酷な労働環境、常に命と向き合うストレスや訴訟リスク、そして女性医師への不十分な支援体制——。こうした複合的な理由によって産婦人科の医師不足に拍車がかかっています。その〝根〟は想像以上に深いと言えるでしょう。

医師の地域偏在の解消を目指す3つの募集制度

もちろん、こうした地域偏在、診療科偏在による医師不足の解消を目的にしたさまざまな対策も実施されています。

例えば、医師の地域偏在を解消して地域医療の担い手を確保するために2008年から導入・実施されている制度が「地域枠選抜（地域枠）」です。

各大学や各都道府県が設定する医学部入試の〝選抜枠〟のことで、大学医学部において、卒業後は医師不足の地域で一定期間勤務することを条件に、合格定員のうちの一定数枠を合格者として受け入れる制度のこと。

地域枠の学生に奨学金が貸与されるなどの優遇制度が併設されるケースもあり、医師偏在を解消するだけでなく、地域医療を志す医学生を支援する目的も併せ持った制度と言えます。

医師不足のエリアを抱える自治体では各大学に地域枠の新設や定員増を働きかける傾向が高まっており、２０２３年には国公立・私立合わせて９３８４人の医学部定員の約10人に１人となる９６１人が地域枠定員となっています。

さらに地域枠に加えて、「地元枠（地域出身者枠）」という制度も存在します。

例えば、日本の都道府県で人口10万人あたりの医師数が２番目に多いのが徳島県であることは先に述べたとおりです。

徳島県は、人口は少ないけれど、昔から徳島大学医学部があり、そこで学ぶ地元の医学生が卒業後、そのまま近くの病院に勤めることで地域に根差した医療に携わってきたという経緯があります。

このように、地元出身者は卒業後も地元で長期的な地域医療に従事するケースが多いため、地元の高校出身であることを出願条件にした募集枠として設定されるのが地元枠です。

また、診療科間の医師偏在を緩和するための対策としては、2018年から運用が始まった「新専門医制度」に伴って2020年にスタートした、「シーリング制度」が挙げられます。

シーリングは「上限」の意味。ここで言うシーリング制度とは、「専門医の資格取得の過程において、研修を受けられる専攻医の人数に上限を設ける制度」のことです（専攻医＝専門医を目指す研修期間の医師）。

特定の診療科について、すでに必要な医師数を確保できていると思われる都道府県には、その診療科での専攻医の受け入れ人数にシーリング（上限）を設定。特定の地域や診療科への医師の集中を防いで医師数を均衡化させようというものです。

さらにシーリングをかけられた都道府県で採用された専攻医の一部を、医師が不足するほかの都道府県に派遣して研修させる「連携プログラム」という制度も設けられました。

厚生労働省はこうした対策を講じることで、2036年までに地域や診療科による医師偏在の問題を解消することを目標としています。

しかしながら日本では、医師が働く地域や診療科を自由標榜、自由選択できるなどの理由で、いまだに都市部で働くことを希望する医師が多い傾向が見られるのが実情です。

ただそうした傾向の裏側で、今後は医師数が過剰になった大都市中心部からその周辺部へと〝流出〟する医師が増えることも予想されています。

オンライン診療や在宅医療が推進されるなか、給料も生活環境もいいから東京よりも埼玉や千葉など近郊で仕事をしたほうがいいと考える医師たちも出てきています。そうした背景もあり、東京周辺部ではここ10年間の医師数の増加率が24％と、全国の増加率11％を大きく上回っており、地域偏在は徐々に緩和する傾向も見てとれるのです。

2. 過酷な労働環境が招く医師不足

リアル〝医者の不養生〟で医療現場が疲弊している

「過労死ライン」とは、健康を害するリスクが高まるとされる時間外労働の目安のことで、具体的な基準は、「発症前1カ月間におおむね100時間」あるいは「発症前2～6カ月間にわたっておおむね80時間」を超える時間外労働と定められています。

この基準を超えた長時間労働は脳や心臓へのダメージが大きく、過労死に至る恐れがあると考えられているのです。

また労働基準法でも法定労働時間は「1日8時間、1週40時間」と定められています。

では、医師はどのくらい働いているのでしょうか。多くの医師は通常診療のほかに当直や残業、休日の緊急呼び出しなどが日常的になっているため、他の職種と比べても労働時間はトップクラスの長さです。

2019年の厚生労働省の調査では、病院勤務医の1週間当たりの労働時間が全診療科平均で56時間22分。さらに男性医師の41％、女性医師の28％が週60時間を超える労働をし

■図⑪ 病院・常勤勤務医の週当たり勤務時間：性別分布

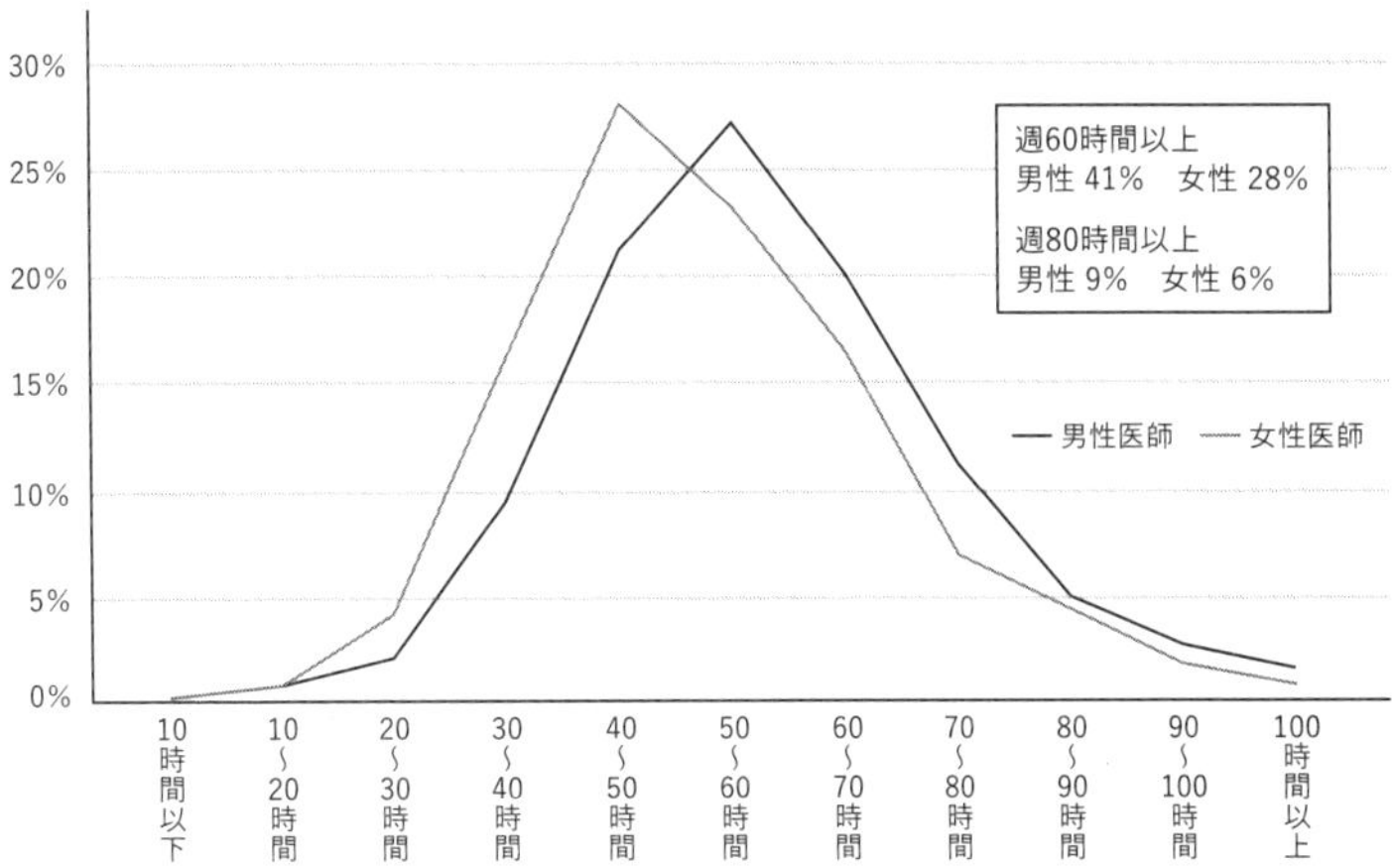

※宿日直許可を取得していることがわかっている医療機関に勤務する医師の宿日直中の待機時間を勤務時間から除外した上で、診療科別の性、年齢調整、診療科ごとの勤務医療機関調整を行っている。

出典：厚生労働省「医師の勤務実態について」第9回医師の働き方改革促進に関する検討会　参考資料より

ています。週の法定労働時間である40時間を超える長時間勤務が常態化していることがわかるでしょう（図⑪）。

なかでもとくに労働環境が過酷とされているのが産婦人科です。２０１９年に私が独自に全国の産婦人科勤務医を対象に実施した調査では、**年間９６０時間以上（月80時間以上）の時間外労働をしている産婦人科勤務医は全体の65・５％に上っています。**つまり半数以上が過労死ラインを超える時間外労働をしているということになります。

そのうえ全体の27・１％は、年間の時間外労働が１９２０時間（月１６０時間）を超えているという極めて過酷な労働環境の実態がわかっています。

こうしたハードワークは間違いなく医師の心身に大きな負担をかけます。過労やストレスで健康が損なわれるケースも多く、最悪の場合、過労死や自死に至ることも。よく「医者の不養生」といいますが、医療現場の現実として「患者の健康維持に努める医師が、自分自身の健康を損ねている」という事態が起きているのです。

さらに医師の過重労働は、医療の安全性の低下にも直結します。過酷な労働環境のもとで心身ともに疲弊している状態では、集中力や判断力、反応力や作業能力が大きく低下します。こうした状態で診療を続けていると、カルテの誤入力など診療上のミスばかりか、もっと重大な医療ミスのリスクが高まってしまうでしょう。

厚生労働省が2019年に発表した「医師の働き方改革に関する検討会報告書」には、「我が国の医療は、医師の自己犠牲的な長時間労働により支えられており、危機的な状況にあるという現状認識を共有することが必要」と記されています。ワークライフバランスを犠牲にした長時間労働で心身の健康リスクと背中合わせ。そうした過酷な労働環境にメスを入れないことには、「医師のなり手が激減する」事態になりかねません。

なり手不足が医師不足を招き、医師不足が労働環境を悪化させ、さらになり手がいなくなる——。そんな負のループが続いていけば、いつの日か「医師がいなくなる日」、医師のなり手がいなくなる日」が訪れるのも、あながち絵空事ではないのです。

「医師の働き方改革」は医師を守れるか

医療現場の過酷な労働環境は、医師の健康リスクを招くと同時に、患者にも医療の質や安全性の低下というリスクをもたらします。医師の健康と患者の健康は背中合わせ。労働環境改善は、医師だけの問題ではありません。

将来的に安定した医療提供体制を維持していくためにも、医師の働く環境の改善は急務の1つと言えるでしょう。

そうしたなか2024年4月から、医師の労働環境改善と健康の確保のために長時間労働の制限を行う「医師の働き方改革」が本格的に始まります。

厚生労働省では、2019年からすでに一般企業に対する働き方改革の推進を始めていますが、医師については、原則として診療を拒めない「応召義務」の存在など、医療提供体制への影響を理由に猶予期間が設けられたため、他業種より5年遅れの2024年4月スタートになったという経緯があります。

その中心となる施策が、同じ2024年4月に施行される改正医療法による「医師に対する時間外労働の上限規制」の適用です。要するに、医療機関に対して「医師にこれ以上の残業をさせてはいけません」という上限を設けるということです。

上限は医療機関の実態に即して以下の3つの水準に分けられ、水準ごとに上限時間が設けられています。また、上限を超えた時間外労働をさせた雇用主には罰則が科される可能性もあります。

①A水準（すべての病院）
・B水準、C水準に当てはまらないすべての医療機関
・時間外労働上限：年960時間以下

②B水準（地域医療確保暫定特例水準）
・救急医療機関や救急車の受け入れが年間1000台以上の医療機関など
・時間外労働上限：年1860時間以下

③C水準（集中的技能向上水準）
・高度な技能獲得を目的とした研修を行う医療機関など
・時間外労働上限：年1860時間以下

ただ、この上限規制においても、B水準・C水準の医療機関の医師には年1860時間

（月155時間相当）もの時間外労働が認められることになります。

「連続勤務を28時間までに制限」「終業から次の始業まで9時間の休息確保」といったA水準よりも強い健康確保措置が設けられていますが、月155時間と言えば、一般的に過労死ラインとされる月80時間の2倍近い長さです。

過労死ラインの2倍もの時間外労働を〝容認〟するような働き方改革が、本当の意味で医師の労働環境の改善になるのか。医師の健康を守れるのか。現場の医師からの反発も多く、医師の労働時間の適正化についてはまだまだ課題が多いと言わざるを得ません。

医師の働き方改革のカギ？ 宿日直許可による〝働かせ方改革〟

医師の時間外労働に上限が設けられ、その上限を守れない場合は医療機関に罰則が科される――。医師の働き方改革によって医師を雇用する病院サイドには、医師の労働時間の適正管理、いわば、上限を超えない〝働かせ方改革〟が不可欠になります。

ただ、現在でも産婦人科や外科、救急といった診療科では、すでに上限ギリギリの時間外労働で何とか仕事をこなしているという現実があります。医師不足で医師の確保に頭を悩ませている病院では、労働時間に制限がかけられることでシフトが回らないという事態に陥ってしまうケースも出てくるでしょう。

ここで注目されているのが「宿日直許可」です。**働き方改革のスタートに合わせて宿日直許可の取得を検討する医療機関が増えている**のです。

病院勤務医の夜間業務は、大きく「夜勤」と「宿直」に分けられます。夜間に通常業務を行う夜勤は、当然、労働時間に加算されます。

一方、宿直とは数回の巡回や電話応対程度の軽微な業務を行うだけの「夜間の待機」になります。実は、この宿直をさせるには労働基準監督署長の許可（宿日直許可）が必要になるのです。

ではなぜ、医療機関が宿日直許可を取得したがるのか。それは、その許可の範囲での宿直業務が「労働基準法上の労働時間規制の適用除外となる」から。それは、宿日直に該当する業務は医師への負担が少なく、規制しなくても健康上の支障がないという判断によるものです。つまり、その病院での宿直は労働時間にはカウントされず、割増賃金も発生させなくてもいいということ。医師の時間外労働の上限規制に該当する時間外労働に該当しないとみなされるのです。

時間外勤務とみなされない宿日直業務を行うことができる宿日直許可を申請・取得した

上で、上手く使ってシフトを組むことで、病院は医師の労働時間の上限オーバーを防ぎやすくなります。

とはいえ、宿日直を活用して労働時間の制限に対処するという〝働かせ方〟は、あくまでも医師不足で人数が限定されたなかでの〝やりくり方法〟の1つです。

また現在では多くの医師が、勤務（常勤）している医療機関とは別の医療機関でも〝副業〟として勤務しています。医師にとっては収入増になり、医師不足に悩む医療機関サイドにとっては人手が確保できる――医師の副業は両者にメリットをもたらしているという現状があるのです。

ただここで問題なのが、今回の働き方改革における時間外労働の上限規制は、常勤先での勤務だけでなく、「副業先での勤務」にも適用されるという点です。

つまり、宿日直許可を取得していない医療機関で副業すると、その勤務時間もすべて常勤先の労働時間に合算されてしまうのです。逆に、宿日直許可を取得している医療機関での副業なら、許可の範囲内の宿日直であれば原則として労働時間にカウントされません。

そのため「副業をするなら宿日直許可を取得している医療機関を選ぶ」という医師が増えることは容易に想像がつくでしょう。こうした側面もあって、今後、宿日直許可の取得を目指す医療機関は増えていくと予想されています。

「宿日直許可」は医師の働き方改革、医師の副業、病院の医師不足問題などに多角的に関係してくる重要なキーワードの1つと言えるでしょう。

やらなくていい仕事はしない——タスクシフティング

医師免許がなくてもできる仕事はいたしません——ヒットした医療系ドラマにこんなセリフがありました。

ドラマでの使われ方はニュアンスが異なりますが、「医師がやらなくてもいい仕事、医師でなくてもできる業務はやらない」というスタンスは、医師の労働環境改善に一役買う可能性があります。

医師の働き方改革の推進に向けて注目されているのが「タスクシフティング」。医師の業務の一部を他の医療従事者に移管することで、医師の長時間労働や業務負担を軽減しようという取り組みです。

要は「医師でなくてもできること」は他の人に分担してやってもらおう。そうすれば負担が減って楽になるから、その分「医師でなければできない仕事」に時間や労力を傾注しようという考え方です。

医師が長時間労働を余儀なくされている要因の1つが、医師への業務集中です。

例えば、外来診療において、採血・点滴ルートの確保から予約管理といった医師以外の職種でもできる業務を、依然として医師本人が行っている医療機関は少なくありません。

「医師がやらなくてもいい仕事」を医師がやらず、医師でなくてもできるタスクは、違う職種の人に業務移管していく。これが「タスクシフティング」です。

そのためには病院全体で、「医師がするべき仕事は何か」を見直し、日常の業務を「医師でないと対応できないタスク」と「特定の技術や資格を持つ医療従事者ならば対応できるタスク」とにカテゴライズするといった意識を共有することも必要になるでしょう。

「医師免許を取っても医者にならない?」――医師の生き方改革

ひと昔前まで、医者は「高学歴・高収入・高人気」の〝ゴールドライセンス〟とも呼ばれ、弁護士や公認会計士などと並んで憧れの職業でした。

しかし近年、その状況は大きく変わってきています。医師の働き方改革が急務になるような過酷な労働条件、患者の生命や健康を預かる重圧、そして、その労働環境に見合うかどうかという視点で見れば、とくに研修医や勤務医だと収入だって決して高くありません。

医者は「3高」どころか「3K（キツい、気を張る、金なし）」の職業になりつつあり、今や「医師免許を取って医者になれば、あとは一生安泰」というような時代ではなくなっているといっていいでしょう。

そうした背景もあってか、最近では「医師のキャリアパス」にも変化が見られます。

従来の多くの医師は、医学部を卒業後、大学の医局に所属。そこで大学病院と関連病院を行き来して研修する、医学博士号を取るといったキャリアパスを歩むのが一般的でした。ところが近年は、**卒業後も医局に所属しない、所属しても途中で辞めてしまうといった、自由な働き方を希望する医師が増えてきています。**

例えば、女性医師の場合、結婚して子どもが生まれると仕事と育児の両立が難しくなって、大学の医局を退職するケースも少なくありません。

また、地方大学を卒業した医師のなかには、自分のライフスタイルや子どもの教育といった生活環境を考慮して、「首都圏などの都市部で働きたい」と考える人もいます。

さらに、典型的なキャリアパスを離れて医療関連の分野で「起業」してIPO（新規株式公開）したり（私もその1人です）、コンサルティング会社や製薬企業、IT医療機器メーカーといった医療系の民間企業に就職したりする医師も出てきています。

今はまだ少数派ですが、**今後は「医師であること」を1つの強力なスキルにして、医療機関以外のキャリアパスを選択するケースが増えていく**だろうと、私は考えています。

そのほかにも、厚生労働省や保健所といった行政機関で働く「公衆衛生医師」を目指す人もいれば、一般企業において医師の立場から労働者の健康管理を行う「産業医」を選ぶ人もいます。

これからは多様性の時代。社会環境が変化するなかで医師のキャリアパスも多様化し、自由度を増していくでしょう。「医師免許を持っている＝臨床医になる」だけが〝医師の生きる道〟ではなく、より主体的に自分のキャリアパスを選択できる時代になる――。

今後、医師の働き方改革が推進されるのと同時に、医師の〝生き方改革〟も進んでいくことは十分に考えられます。

医療に従事する仕事として臨床医を選ばない医師が増えることもまた、〝医師がいなくなる〟状況をもたらす要因になり得るのです。

3．医療ＡＩの進化で医師がいらなくなる⁉

現場で着実に進む「ＡＩ医療機器」の導入

近年、「ＤＸ（デジタルトランスフォーメーション）」という言葉をよく見聞きします。もうご存じだと思いますが、「デジタル技術を活用して、社会やビジネス、生活をよりよいものへと変革していくこと」の意味で、さまざまな業界がＤＸに取り組んでいます。それは医療業界も例外ではありません。デジタル技術の導入によって医療の効率化や質の向上を目指す「医療ＤＸ」が積極的に推進されています。

とくに飛躍的に進化しているＡＩ（人工知能）の技術は、前述した「医師の働き方改革」の切り札としても注目を集めています。

医師不足や医師偏在への対応が急務となるなか、ＡＩの導入・活用・業務支援は、多忙を極め、過重労働を余儀なくされている医師の負担を大幅に軽減する〝助っ人〟として大いに歓迎されるでしょう。

その活用領域は多岐にわたっていますが、２０１７年に厚生労働省が設置した「保健医療分野におけるＡＩ活用推進懇談会（のちの保健医療分野ＡＩ開発加速コンソーシアム）」では、とくに重点的にＡＩ導入を進めるべき以下の６つの領域が設定されています。

①ゲノム医療
②画像診断支援
③診断・治療支援
④医薬品開発
⑤介護・認知症
⑥手術支援

このなかでも進んでいるのが、特に放射線診断、内視鏡診断、病理診断などの現場における「ＡＩによる画像診断支援」です。これは、内視鏡やＭＲＩ、レントゲンなどの画像診断において、事前にＡＩが病変の存在や異常を識別するためのスクリーニングを行う、というもの。

代表的なものに、サイバネットシステム株式会社が製造販売する「EndoBRAIN」があります。EndoBRAINは、内視鏡画像をＡＩで解析して画像の病変が腫瘍か腫瘍ではないポリープかを推測し、その可能性を提示するというプログラム。大腸がんの病変となる腫瘍性ポリープの早期発見への貢献が期待されています。

EndoBRAINは２０１８年、ＡＩを搭載した診断支援機器として日本で初めて薬事承認されています。

また２０１９年には、医療系スタートアップ企業のエルピクセルが提供するＡＩ画像解析ツール「EIRL Brain Aneurysm」が薬事承認されました。こちらは頭部ＭＲＡ画像において脳動脈瘤の診断を支援するＡＩソフトウェアです。

このほか、これまでに20点以上のＡＩ医療機器が薬事承認されており、以降もますます医療現場で活用されるＡＩツールは増えていくと考えられます。

医師は〝人より優れたＡＩ〟に取って代わられるのか

ＡＩ医療機器の導入に期待される最大のメリットは「診断精度の向上」です。医療現場において依然として大きな課題となっているのがヒューマンエラーです。医師という仕事は診察、検査、治療から薬の選択に至るまで、実に多くの診断や判断が求められるもの。しかしながら医師も生身の人間ですから、難しい診断には迷いが生じたり、判断の明確さを欠いたりすることもあります。また、人手不足などによる過酷な職場環境のなかでは集中力や思考力が鈍ってしまうこともないとは限りません。とはいえ、医療現場でのヒューマンエラーは患者の命や健康を脅かす医療ミスにもつながってしまいます。

そこにAIが支援ツールとして導入されれば、診断をより高い精度で、しかも効率的に行うことができるようになり、ヒューマンエラーに対する大きな抑止力にもつながっていく。そうした期待が持たれているのです。

さらに前述したように、AI導入による業務の効率化は医師の過重労働の解消にも貢献し、働き方改革の推進を後押ししてくれるでしょう。

ただし、そうしたメリットと同時に懸念されているのが、「近い将来、医師の仕事はAIに取って代わられるのではないか」という脅威、ひいては本章のタイトルにある「医師がいなくなる日」が将来的に訪れるのではないかという推測です。

米Googleは2019年、開発中の肺がん検診AI（複数のCTスキャン画像をAIで解析して肺がんの兆候を診断するシステム）と6人の放射線医で、単一のCT画像の読影・解析を比較する実験を行いました。その結果、AIは放射線医よりも高い精度で肺がんを識別できたのです。

Googleは翌2020年1月にも、乳がん検診で使われる乳房X線撮影（マンモグラフィー）の画像診断において、専門医よりもＡＩプログラムのほうが高い精度で乳がんを識別・検出できたという研究結果を発表しています。

マンモグラフィー画像の正確な診断は専門医でも難しく、乳がんの早期発見は大きな課題になっています。そのため、「人間よりもＡＩのほうがより正確に画像を読み取れる」という報告は非常に興味深く受け止められています。

こうしたニュースを知れば、「だったら画像診断は、ＡＩに任せたほうがいいんじゃないの？」という声が出てくるのも自然なことなのではないでしょうか。

ただ日本の場合、厚生労働省は「最終的な診断責任は医師が負う」ことを明確化しています。そのため現段階では、ＡＩはあくまでも「医師の画像診断を支援し、医師の診断精度を向上させるための支援ツール」と位置づけられています。

ＡＩが責任を取れないのだから、責任の所在はあくまでも「医師」にある。ＡＩは事前の画像スクリーニングを行い、それを参考にして医師が最終判断をするという使われ方になるでしょう。

つまり、医療ＡＩが消化器内視鏡医や放射線科医に取って代わるのではなく、医師のほうがＡＩを使いこなして診断の精度を高め、負担を減らして、結果として医療の質の向上を目指すことになる、と私は考えます。

医療ＡＩ時代、医師には何ができるのか

完全にＡＩに取って代わられることはないにしても、将来的には「医師がやらなくてもＡＩでできてしまう医療の領域」が相当に拡大していくのは間違いありません。そこで課題となるのは、「では、人間の医師には何ができるのか」ということなのです。

ＡＩにはできない、人間だからできる医療領域とは何か――。

例えば「手術」は人間ができる領域の1つになり得ます。患者さんに最適な術式の解析・提案といった手術支援は、前述したＡＩ導入を進めるべき重点領域の1つにも挙げられています。また、ＡＩを用いて全自動で手術を行う医療ロボットの研究開発にも期待が寄せられています。しかし現時点では、手術ロボットも本格的な実用化には至っておらず、今後かなりの技術的な進化・発展が必要とされているのが実情です。

そのため、とくに複雑で繊細な熟練の技術が求められる手術については、「人間の医師

ができる領域」として残っていく可能性が高いのではないでしょうか。

もう1つ、「**患者の心に寄り添う情緒的なコミュニケーション**」も、**人間だからこそできる医療領域**と言えるでしょう。

医療を必要としている患者にはいろいろな人がいます。家庭状況や経済状況、診察や治療に対する希望、医師や医療機関に求めること、病気に対する考え方――患者が抱えている事情や背景も人それぞれ、十人十色です。

一人ひとりの患者の事情に寄り添い、背景を考慮した臨機応変で温かみのあるコミュニケーションを図ることは、今のAIではさすがにまだ難しいでしょう。

AIが下す「白か黒か」の無機質でデジタル的な診断が、必ずしもその患者の事情や背景に適しているとは限りません。患者が求めている医療と合致するとも限りません。経済的な負担、仕事や日常生活への影響、その患者のQOL（Quality Of Life）などを考慮して、白と黒の間の「グレー」から最適解を引き出していく。

患者とコミュニケーションを図り、希望を聞き、相談を受けたり説得したりしながら、患者といっしょに最善のアプローチ方法を導き出していくことは、生身の人間である医師にしかできない仕事なのです。

いずれにしても今後、医療AIが普及し常態化することで、医師に求められる資質も変わっていくのは間違いないでしょう。

私が考える「これからの医師に求められる必須の資質」は次の2つです。

①最新技術へのリテラシー

医師が〝主体〟となってAIやICTなどを活用するからには、そのための知識や技術、スキルが不可欠なのは言うまでもありません。

AIやICTの導入は医療の効率化をもたらし、医師の働き方改革にも大きく貢献することが期待されています。ただ一方で、当事者である医師たち自身の「最新技術へのリテラシーの低さ」という課題も存在しているのです。

文部科学省は国内に82ある大学医学部を対象に、医学生に必須の実践的診療能力を身につけさせるカリキュラムを6年に1度改定しています。今回、2022年の改定において、新たなカリキュラムに「AIやICTなどの情報・科学技術の活用」が盛り込まれることが示されました。国のこうした医療人材教育の方針にも、最新技術を適切に扱えるリテラシーが医師に必須の資質であることがうかがえます。

②コミュニケーション能力

先述しましたが、ＡＩが分析・解析能力、診断能力などで人間を上回っていくのなら、人間に求められるのは「血の通ったコミュニケーション能力」になります。

正しい診断をして正しい処置をして正しい薬を出して――だけならば、いずれＡＩでも可能になるでしょう。そこに「人としての心や感情」が加わってこそ、初めて「医は仁術」になるのです。**先端技術に委ねられる領域が増えてくるほど、医師には患者の気持ちを察して寄り添う〝医療コンサルタント〟的なスタンスが求められる**でしょう。

さらに医師にとっては、医療提供の連携をスムーズにするための医療従事者間のコミュニケーションも重要になります。

そして何より重要なのは、「**AIと共存し、よりよい医療を共創する**」という意識です。医療現場へのＡＩ導入が常態化する時代、ＡＩを受け入れて順応しつつ、いかに「人間にしかできないこと」を模索して、そのスキルを高めていけるか。その柔軟かつ前向きな姿勢こそ、これからの医師にとって重要な資質となるのではないでしょうか。

第3章 病気になりにくくなる日——予防医療

病気は治す時代から、防ぐ時代へ

問題が発生してから慌てて対処するのではなく、問題が起きないようにあらかじめ対策を講じておく――ビジネスの世界ではこうした行動を「未然防止」と呼びます。

ドロボーに入られてから警察を呼ぶのではなく、入られないようにセキュリティを強化しておく――これは犯罪を未然に防ぐ「防犯」です。

こうした「あらかじめ備えて未然に防ぐ」という意識の大切さは、私たちの健康管理にもそっくりそのまま当てはまります。つまり、「体調を崩してから病院に駆け込むのではなく、そもそも体調を崩さないように普段から対策しておきましょう」ということ。

そして、医療の分野で実践される、病気や健康リスクの未然防止の取り組みを「予防医療」と言います。

・虫歯にならないように歯を磨こう。

・健康のために禁煙しよう。
・メタボにならないように毎朝ウォーキングしよう。
・血圧が高いから塩分を取りすぎない食事にしよう。

――これらもみな、立派な予防医療の行為になります。

近年、日本の医療業界でもようやく予防医療の重要さが認識されてきました。病気を「治す」技術の進歩と同時に、病気を「防ぐ」技術も注目され始めています。

医療技術が日に日に進化して、さまざまな病気の「原因」が解明されてきています。原因がわからない病気の場合は予防のしようがありませんが、原因がわかっているなら、未然に防ぐための手の打ちようはあるわけです。

大事なのは「かかる前に防ぐ」という意識を持つこと。「健康なうちに、健康を損ねたときのことを考えて、健康を損ねないように対策を講じる」こと――。本章は、そうした予防医療に関する記述になります。

1. 予防医療の現在位置

予防医療の重要性――超高齢時代のQOLを維持

七年の病に三年の艾《もぐさ》を求む――昔から言われていることわざをご存じでしょうか。これは「七年にもわたる長い病気に苦しんでから、ようやく三年も乾燥させた上質のもぐさを探し始める＝重い病気にかかってから慌てて良薬を探す」という意味。つまり「病気にかかってから慌てるのではなく、病気にかからないように普段から予防することが大事」という教訓のたとえです。

どれだけ医療技術が進歩した時代が訪れようとも、健康維持のための最善かつ最強のアプローチが、「最初から病気にならない」ことに変わりはありません。治療や薬などと縁がないままで人生を送ることができればそれに越したことはないのですから。

従来の日本の医療は、すでに病気になった患者を治療して苦痛を和らげ、回復に導くという「治す医療」に重点が置かれてきました。しかし時代とともに社会状況も変わり、今や人生１００年、いや１２０年とも言われる超高齢時代。２０２２年の日本人の平均寿命でさえ、男性81・05歳、女性87・09歳と高いレベルに達しています。

そうしたなか、日本でもようやく「予防医療」への関心が高まってきました。予防医療とは、言葉のとおり「病気を防ぐ」ための医療のこと。発症した病気を治すのではなく、病気を未然に防いで健康な状態をできるだけ長く保つための医療アプローチです。

予防医療が注目されるようになった背景には、超高齢時代における「ＱＯＬ（Quality Of Life／生活の質）の維持向上」という問題があるのです。


私たちの寿命にはいわゆる平均寿命のほかにもう１つ、「健康寿命」があります。近年、メディアなどでもクローズアップされているのでご存じの方も多いでしょう。

平均寿命が健康状態に関係なく「０歳から死亡するまでの平均余命（生存している期間）」を指す一方、「健康で日常生活を支障なく送ることができる期間」が健康寿命です。

そして日本の平均寿命が年々延伸するなか、「健康寿命との差」が懸念されています。

どういうことかと言うと、２０１９年の日本人の健康寿命の平均は男性72・68歳、女性75・38歳。同じく２０１９年の平均寿命、男性81・41、女性87・45と比べると、その差は男性で８・73年、女性で12・７年になります。つまり、この間は「健康ではなく、日常生活が制限される期間」になるということです。

医療技術が進歩して平均寿命だけが延びても、健康でいられる期間（健康寿命）が短ければQOLは維持できません。健康寿命を延ばして平均寿命との差を縮め、余命における健康でいる期間の割合を増やしていくことは、超高齢時代の大きな課題と言えるでしょう。

人間の体は年齢を重ねるにつれて少しずつ老化し、体力も回復力も低下します。若いときのように、病気にかかったりケガをしたりしても「2、3日寝ていればすぐ治る」というわけにはいかなくなります。

あなたが回復力や体力がある20代の若者ならば、たとえ転倒して足を骨折したとしても治療やリハビリによっていずれ健康な状態に戻れるでしょう。しかし、70代、80代になると事情は変わってきます。同じ骨折でも、回復力が低下している高齢者の場合、治癒に時間がかかるどころか、そのまま寝たきりの要介護状態になってしまう恐れもあります。

高齢になるほど、「なってから治す」では遅いのです。だからこそ、普段から病気にならないように、ケガをしないように「予防する」ことが重要になるのです。

健康こそ無形だけれど、最高の財産です。仕事に打ち込んだり、趣味に熱中したり、親しい友人と食事やおしゃべりを楽しんだりできるのも、健康であればこそ。

超高齢化が進む今後、長い人生を健やかに過ごすには、平均寿命と健康寿命の差を縮め、健康でQOLの高い生活をできるだけ長く維持することが大切になります。

そのためには、「なってから治す」ではなく、「なる前に防ぐ」という「病気にかからないための予防医療」が非常に重要になるのです。

予防医療を増やせば、医療費を減らせるか？

ここで、予防医療について多くの人が持っている「ある誤解」を解いておきましょう。

その誤解とは「予防医療によって医療費を削減できる」という考え方です。

高齢化が進むなかで常に指摘されているのが、国家予算を圧迫する医療費の増大です。

2022年度の日本の医療費総額は、前年度の4・0%増の46・0兆円で、その主な原因は75歳以上の後期高齢者の医療費の増加とされています。今後、さらに高齢化が本格化するにつれて、日本の財政はより厳しくなっていくのは明らかです。

そうした状況下だからこそ、病気を予防したり、病気を早期に発見・治療したりする予防医療は「医療費の削減」にも大きく貢献するはず、と考える人は多いでしょう。

病気になって医師の治療を受けるから医療費が発生するのであって、予防して病気にならなければ治療も不要で医療費もかからなくなる。ゆえに、増大する医療費を抑制・削減するためには予防にもっと力を入れるべき——。確かに理にかなっているように思えます。

ただ、どれだけ病気を予防して長生きしても、年齢を重ねれば、人はいずれ何らかの病気にかかります。高齢になれば慎重に行動していてもケガをしやすくなります。

予防によって一時的に医療費が減っても、長生きすれば後々、医療費がかかるときが訪れるのですから、結果として、生涯にかかる医療費は減らないということになります。

つまり、予防医療は「医療費がかかるタイミングを先送りしているだけ」と考えられているのです。

禁煙でもそうです。タバコをやめて肺がんになる人が減れば、短期的には医療費は減るでしょう。でも禁煙によって寿命が長くなると、肺がん以外の病気にかかる機会が増えるので、生涯医療費はむしろ増加する、というわけです。

医療経済学の世界でも、「**予防医療は医療費を削減できない。長期的にはむしろ医療費を増加させる可能性が高い**」ことが共通認識になっています。

しかしながら、それは予防医療の1つの側面でしかありません。そもそも予防医療は医療費削減のためだけに行うものではなく、あくまでも「人々の健康寿命を延ばし、そのＱＯＬを維持する」という目的のために推進されるべきもののはず。

ですから国も医療業界も、健康長寿というプライスレスなメリットのために、これからも積極的に予防医療を推進していくべきだと私は考えています。

そしてそのためには、いかにして費用対効果の高い、医療費負担の少ない予防医療を提供するか、提供できるかが課題になってくるでしょう。

医療先進国・日本、〝予防〟では後進国⁉

ただ、今の日本はまだ、予防医療の認知や浸透、積極的な取り組みが広がっているとは言えない状況にあります。

例えば、現在の日本の医療保険制度は、診断と治療だけにしか適用されず、「予防」に関しては適用外となっています。

病院で医師の診察を受けて治療してもらうのは保険が利くけれど、予防のための医療行為（人間ドックやインフルエンザの予防接種など）は保険適用外で、全額自己負担です。

日本の保険医療制度には「病気の予防」に対するインセンティブがないのです。

病気の治療が〝本流〟で、未然の予防は〝本流外〟――こうした国の認識、日本医療の認識が、この国の予防医療のハードルになっているという見方は少なくありません。

しかしそれだけではなく、患者側の「予防への意識の低さ」という実情も、予防医療が広がらない一因になっている側面があります。

例えば、アメリカでは病気を防ぐための予防意識が高く、予防のための医療サービスも充実しています。その最大の理由は医療費の高さにあります。

公的医療保険がないアメリカでは、病院で診察を受けるだけで莫大な医療費がかかってしまいます。「病気になると破産する」というのがあながち冗談ではない社会ゆえに、とにかく「病気にならない」ことが重要視されるのです。

そうした社会背景もあって、アメリカでは2010年以降、オバマ政権による医療保障制度改革「オバマケア」でも予防医療を重視した医療保険の導入などが実施されています。

その点日本には、誰もが比較的安価に医療を受けられる国民皆保険制度があります。自分で自由に病院や医師を選ぶことができる「フリーアクセス」も保証されています。

ただ、そうした恵まれた医療提供環境があるがゆえに、アメリカのように「病気を未然に防ごう」という意識や「病気になったら破産」という危機感が薄いとも考えられます。

以上のことからもわかるように、日本は世界トップクラスの医療大国、医療先進国であるにもかかわらず、予防医療においては他国の後塵を拝していると言えるでしょう。

予防医療における3つの「段階的」カテゴリー

ここからは、これからの日本の医療においてさらなる推進が求められる予防医療の基本について解説します。

予防医療は、行うべき時期や事項によって、一次予防・二次予防・三次予防という３つの段階に分類されています（図⑫）。

①一次予防――病気にならない予防

一次予防とは「病気になっていない健康な時期」に取り組む日常的な予防のこと。具体的には、バランスのいい食生活や適度な運動といった「生活習慣の改善」です。また予防接種による予防、健康教育によるリテラシー啓発も一次予防に該当します。

今回のコロナ禍で求められたマスクや手洗い、うがい、換気の推奨や3密（密閉、密集、密接）回避などの「新しい生活様式の実践」、そして「ワクチンの接種」は「新型コロナに感染しない」ための一次予防と言えるでしょう。

■図⑫ 予防医療の分類

分類	概要
一次予防	健康でいるための日常的な予防のこと。バランスのいい食生活や適度な運動といった「生活習慣の改善」を行い、疾病そのものの発生を予防すること。
▼	
二次予防	疾病の早期発見。早めに病気を見つけて治療を行うことで、重症化や合併症を防止する。
▼	
三次予防	病気になって治療を受けている過程で、再発防止や進行抑制を図るための予防。病気やケガの後のリハビリ、病後の生活改善など。

②二次予防——病気を見つける予防

二次予防とは、早めに病気を見つけて治療を行うことで、重症化や合併症を防止する取り組みです。定期的な「健康診断や人間ドック」が二次予防に当てはまります。

③三次予防——病気の再発を防ぐ予防

三次予防とは、病気になって治療を受けている過程で、再発防止や進行抑制を図るための予防です。病気やケガの後のリハビリ、病後の生活改善なども三次予防に含まれます。

つまり、がんの場合なら、発症しない

ようにするのが一次予防、がん検診での早期発見・早期治療が二次予防、がんの治療後の再発・転移の予防が三次予防になります。

予防の３つの段階的分類のなかで、今とくに重要視されているのが「一次予防」です。大きな理由の１つが、健康寿命を大きく縮める要因とされている生活習慣病の顕著な増加にあります。

生活習慣病は、日常生活の乱れや積み重なった不摂生が原因となって降りかかり、進行していく病気です。ただ、長年の食事・運動・睡眠といった生活習慣を、病気になってから変えようとしても、そう簡単には変えられないもの。だからこそ**病気になる前から意識して見直しと改善を始める一次予防が非常に重要**になるのです。

「特定の病気の発症を防ぐ」一次予防のアプローチ

前述したように、一次予防のアプローチには「生活習慣の改善による健康増進」のほかに、「予防接種による特定疾病の発症予防」という行動も含まれます。

その代表的な例が、ワクチン接種によってインフルエンザの発病の可能性を減らす「インフルエンザ予防接種」です。これはインフルエンザという「特定の病気」に対する一次予防になります。

また、子宮頸がんの一次予防となるHPVワクチン（子宮頸がんワクチン）もそれに当たります。

ちなみにHPVワクチンについては、ワクチン接種との因果関係を否定できない副反応が報告されたことで、2013年6月以降、副反応の発生頻度などが明らかになるまでの間、定期接種の積極的勧奨が差し控えられてきました。そしてその後、専門家による調査や検討によって接種による有効性が副反応のリスクを明らかに上回ることが認められ、2022年4月から接種勧奨が再開された、という経緯があります。

ほかにも比較的新しいものでは、帯状疱疹の一次予防を目的として接種される「帯状疱疹ワクチン」があります。

現在、帯状疱疹の発症を予防できるワクチンには、水痘（水ぼうそう）ワクチンとして長く使われてきて、2016年に帯状疱疹にも適用が拡大された「乾燥弱毒生水痘ワクチン（生ワクチン）」と、2020年に認可された比較的新しい「シングリックス（不活化ワクチン）」の2種類があります。

予防接種のほかにもまだ、「特定疾病の一次予防」となるアプローチはあります。

ハリウッド俳優のアンジェリーナ・ジョリーさんが2013年に乳がん予防のために両方の乳房を、2年後の2015年には卵巣がん予防のために卵巣・卵管を切除したというニュースをご存じの方も多いでしょう。

彼女は自身が乳がんや卵巣がんに罹患しやすい遺伝子変異を持っていることを知り、がんを発症するリスクを減らすために、まだがんになっていない乳房と卵巣、卵管を切除したのです。

がんのリスクの根源を断つという彼女の選択は、「予防的切除」と呼ばれています。ただ、現段階で病気ではない臓器を摘出することの是非や、その行為を医療として認めていいのかという倫理的な問題もあって、その選択は大きな議論を呼びました。

ここではその問題は置いておきますが、予防医療という視点で見れば、乳がん、卵巣がんという特定疾病の発症を予防するための「予防的切除」と呼ばれる措置もまた、広義に解釈すれば一次予防に該当すると考えられます。

2. 予防医療のこれから

「ゲノム医療・ゲノム編集」は究極の予防医療？

近年、「ゲノム医療」という言葉が注目を集めています。ゲノムとは「gene（遺伝子）」＋「chromosome（染色体）」による造語で、ＤＮＡに含まれる「遺伝情報の全体」を意味します。

ゲノム情報はいわば「人の体を組成するための設計図」のようなもの。それらを一人ひとり調べて、より効果的な病気の診断や治療を行うのが「ゲノム医療」です。

ゲノム医療は、とくに「がん治療」の分野での普及が進んでいます。がんは遺伝子の一部に異常をおこした細胞が無秩序に増殖して引き起こされる病気です。そこで、患者さんのがん細胞で発生している遺伝子の変化を調べて〝その人のがんの特徴〟を解析し、患者さん一人ひとりに合わせて、より適切な治療を行うのが「がんゲノム医療」です。

現段階でもすでにゲノム医療は行われています。例えば「遺伝子パネル検査」。これは、がん組織を採取し、がんの発生に関わる複数の遺伝子の異常を一度に調べることで、がんの特徴を解析し、最適な治療法や薬剤（抗がん剤など）を選択するというものです。

遺伝子を調べてそれぞれの患者に応じた治療を行うゲノム医療は、がんだけでなく、原因も治療法も不明な「難病」や、患者の数が極めて少ない「希少疾患」の治療への有効性も期待されています。難病や希少疾患の多くは遺伝性疾患のため、その原因遺伝子の解明を進めるゲノム医療こそが根本的な治療法になると考えられているのです。

ゲノム医療では、ゲノムの変異を探り出し、そこから引き起こされる異常を最適な治療や投薬でブロックするというアプローチのほかに、「ゲノムの情報を直接修正する＝ゲノム編集」の研究も進んでいます。

ゲノム編集とは、ゲノムを構成するＤＮＡを切断して遺伝子を書き換える技術のこと。すでに農業や水産業など幅広い分野で活用され始めているゲノム編集ですが、ゲノム医療の1つの手段として、医療分野での応用も進められています。

アメリカではゲノム編集の医療応用について積極的な研究・治験が行われており、例えば、いまだ完治方法が未解明な「エイズ（ＨＩＶ感染症）」や、難病の1つ「筋ジストロフィー」の治療法の研究が行われています。

さらに言えば、ゲノム医療は病気の治療だけでなく、病気の予防にも役立ちます。

ゲノム検査によって遺伝性疾患があるかどうかを事前に検知し、発症する前にゲノム編集で遺伝子を書き換える。ゲノム編集で、その病気にかからない体質に変えてしまう――。これはある意味、究極の「予防医療」と言えるかもしれません。

医療分野におけるゲノム編集は、現状ではまだ実用化には至っていませんが、医療現場に取り入れられる日も、そう遠くないのではないでしょうか。

ただ、遺伝子を扱うゲノム医療、ゲノム編集の研究開発を進めていく際には、「倫理問題」という、避けて通れない課題があります。

あくまでも治療目的であったとしても、ヒトの遺伝子にゲノム編集という人為的な技術を施すことがどこまで許されるのか。法整備はどうするのか――。

人間の遺伝子に手を加える行為は人としての尊厳にかかわってくる問題でもあるため、今後も、技術開発と併せてしっかりとした議論が必要になってくるでしょう。

老化は治療可能な病気!? ならば「抗老化成分」に期待

老化は治療できる病気――。

『LIFESPAN――老いなき世界』(デビッド・A・シンクレア、マシュー・D・ラプラント著、梶山あゆみ訳、東洋経済新報社）で著者はこう主張しています。

私も「老化は病気」というこの考え方には概ね賛成です。実際に、多くの病気の背後には「老化」という現象が関わっているからです。「老化は万病のもと」でもあるのです。

自然に歳を重ねるのが「加齢」であり、加齢によって身体機能が衰えることが「老化」と考えるとわかりやすいと思います。

老化は病気、老化現象はその症状——。そう考えると、**老化を防ぐ、老化を遅らせる、老化を改善して若返らせるといった「老化をコントロールすること（エイジングケア）」も、病気予防の1つのアプローチになる**と言えます。

最近、加齢による身体機能低下や病気の予防・改善効果があると考えられている「抗老化成分」が注目されています。

例えば、ホリエモンこと堀江貴文氏が〝若返りサプリメント〟として愛飲していることで話題になった健康物質があります。それが、老化を制御する物質として注目され、世界中で研究・開発が進められている「NMN（ニコチンアミドモノヌクレオチド）」です。

NMNは長寿遺伝子（サーチュイン遺伝子）を活性させるカギだと考えられている抗老化成分。現段階ではまだマウスでの実験による研究報告にとどまっていますが、その抗老化作用は、ゆくゆくは「老化という病気」の予防にも貢献するだろうと期待されています。

もう1つ老化防止の効果が期待できる成分が「エクソソーム」です。最近、エクソソームが配合されて「若返りのサポート」を謳《うた》った化粧品やサプリメントが注目されているのでご存じの方もいるでしょう。その美肌効果が気になっている人も多いと思います。

エクソソームは人の体を構成する細胞から分泌される小胞（カプセル状の物質）。細胞間の情報伝達にかかわり、神経細胞の修復や再生促進といった作用があるとされています。とくに皮膚細胞においては、コラーゲン産生に関係していて、加齢によってエクソソームが減少すると皮膚のコラーゲン産生も低下することが報告されています。

エクソソームを摂取することで細胞が活性化し、皮膚にはコラーゲンももたらされる、つまり「老化を防いで若返る」ということ。これも抗老化作用と言っていいでしょう。

ここではNMNとエクソソームの2つを取り上げましたが、今後、ほかにもまだ新しい健康成分、抗老化成分が発見される可能性は十分にあります。

こうした情報やその成分をかしこく活用して、「老化」という万病のもとを予防する。これも新しい病気予防の1つの形と言えるでしょう。

第4章　患者がもっと健康と向き合う日——試される患者力

自分の健康は自分でマネジメントする

医療とは誰のためのものでしょうか。紛れもなく「患者」のためのものです。

そして医療の主役は、医師でも学者でも役人でもなく、病気を治して健康な日々を取り戻そうとしている「患者」です。医師や看護師をはじめとする医療従事者の役割は、専門的な知識やスキルを用いて患者をサポートをすることにあるのです。

近年、医療の世界では「ペイシェント・エンゲージメント（患者エンゲージメント）」という考え方が注目されています。簡単にいうと「病気のケアについて、患者さんにも積極的に参加してもらうこと」、つまり患者参加型の医療を意味します。

このペイシェント・エンゲージメントを実現するには、医療を提供する側の「患者に医療への参加を促す」意識だけでなく、患者側の「自分の病気の治療に主体的に向き合おう」という心構えも非常に重要になります。

病気を〝医者任せ〟にせず、自分が納得できる医療を受けるために知識や情報を習得したり、病状や治療法について自分から積極的に医師とコミュニケーションを図ったりする。患者側に求められるこうした医療への姿勢や意識は、ときに「患者力」という言葉で表現されることがあります。

例えば自分で情報収集することもそう。今はインターネットで誰もがあらゆる情報を入手できる時代です。スマホやパソコンなどを活用して医療や健康についての情報をチェックし、そのなかから信頼できる情報を見極めて上手に活用する。そうした行動が病気への不安の軽減や、治療への積極的な参加に役立ちます。

また、最近は健康管理や病気予防に活用できるさまざまなITツールが登場しています。こうしたものを積極的に利用するのもいいでしょう。

「病気のことは先生にお任せ」という受け身の意識から脱却する。それが患者力を身につける第一歩になります。本章では、自分の健康を自分でマネジメントするという視点で、患者主体の医療に関する内容をまとめました。

1. 健康は自分で守る——今、求められる「患者力」

病気の予防は「患者が主役」で

「病気を治す」から、「病気を予防する」へ——こうした医療のシフトチェンジは、医療を提供する側だけに起きているわけではありません。

医療を受ける患者側にも、いえ、むしろ患者側にこそ、「病気を予防する」という意識が求められていると考えるべきでしょう。

なぜなら、病気の予防にとってもっとも大切なのは、患者自身が積極的に取り組む「セルフケア」だからです。日本には国民皆保険制度というものはありますが、高齢化に伴う医療費の高騰もあって、病気にかかってから治療するのでは経済的な負担も大きくなります。

病気にならない体づくりはもちろん、病気を早期発見できれば、その分、医療費の負担も抑えられます。

さらに、ITをはじめとするデジタル技術の革新的な進歩が、セルフケアの大きな後押しになります。本章の後半でも触れますが、近年、「Apple Watch（アップルウォッチ）」に代表されるウェアラブルデバイスが広く普及しています。

これを使えば、今までは病院で検査するか、もしくは相応の機器を購入するかしなければ測定できなかった血圧や心拍数、心電図といった自分の生体データも、個人が手軽に、しかもリアルタイムで取得できます。そうしたデータを基に、個々のライフスタイルに合わせた健康維持、健康増進、病気予防が可能になっているのです。

これからは、**病気にかかってから病院に行く事態にならないように、「なるべく病院のお世話にならない」ように、患者がより主体的な意識を持って病気予防に取り組む時代になる**のは間違いありません。

最近、「セルフメディケーション」という言葉が注目されています。これは「自分自身の健康に責任を持ち、軽度な身体の不調は自分で手当てする」という健康への向き合い方、考え方のことです。

今やインターネットでの検索によって、医療や病気に関する知識や情報を、誰もが即座に、いとも簡単に入手できる時代。「健康のこと、病気のことはお医者さん任せ」ではなく、自分でも健康管理・病気予防の習慣や医薬品の知識などを調べ、上手に活用する姿勢が必要になってきているのです。

ただ、セルフケアやセルフメディケーションに取り組むにあたっては、健康や病気に関する情報をしっかり見極めて冷静に評価する能力＝ヘルスリテラシーが重要になります。

インターネットは便利ですが、そこにあふれかえっている情報は玉石混淆で、全部が全部、100％正しいかどうかはわかりません。科学的な裏付けがない、単なる自身の感想や印象に過ぎない、何かの受け売りや伝聞を載せただけといった、著しく信ぴょう性に欠けるものも山ほど存在しています。

たとえ裏付けのある情報であっても、それが万人に当てはまるもの、万人に効果があるものとは限りません。今後研究が進めば180度ひっくり返るかもしれないのです。

特に医療医学に関する情報は、生命や健康に直結する非常にデリケートなもの。目の前に出てきた情報を、ただそのまま信用してしまうのは危険なことだという認識が必要です。

情報の海で溺れないように、情報の波に飲み込まれないように、その内容を理解し、真偽を検証し、自分にとって必要なのか不要なのかをしっかり判断する。

自分の健康を自分で守る時代だからこそ、すべての人に「情報を見極める目」を養うことが求められます。

まだ病気ではない「未病」に目を向ける

「何だか、ずっと体がだるい」
「このところ、おなかの調子が不安定な感じ」
「ちょっとしたことで疲れやすくなっている」
「最近、どうも体調がイマイチ」

でもまあ、病院で診てもらうほどじゃないから、大丈夫だろう——。

こうした「病気ではないけれど、軽い症状があって健康でもない状態」は「未病」と呼ばれ、予防医学において重要なキーワードとなってきています。最近では、神奈川県の黒岩祐治《ゆうじ》知事が「未病の改善」を提唱して注目されました。

「未病」という言葉は、2000年以上前の中国の書物『黄帝内経素問《こうていだいけいそもん》』にある「聖人は未病を治す」という一節に由来しています。

未病を治す（＝治未病）とは「症状が軽いうちに対処して、病気の発症を予防する」という意味。さらに突き詰めると、「病気になってから治すのではなく、病気になりにくい心身をつくることで健康を維持する」という姿勢にもつながっていきます。

その考え方は、まさに現代社会に求められている「予防の重要性」と合致していると言えるでしょう。

日本未病学会では、未病を「健康から病気に向かっている状態」と定義しています。さらにその状態は、

①―1　自覚症状があっても、検査では異常が見られない場合
①―2　自覚症状はなくても、検査で異常が見られる場合

に大別されています（図⑬）。

冒頭のように「だるい」「疲れやすい」と感じている人は、たとえ健康診断で異常がなくても未病状態にある。逆に、現状では体調に問題はないけれど、健診で数値に異常が出たという人もまた、未病ということになります。

そして、未病になる前が「⓪自覚症状がなく、なおかつ検査でも異常が見られない＝健康」、未病が進むと「②自覚症状があって、なおかつ検査でも異常が見られる＝病気」となるわけです。

■図⑬ 未病とは

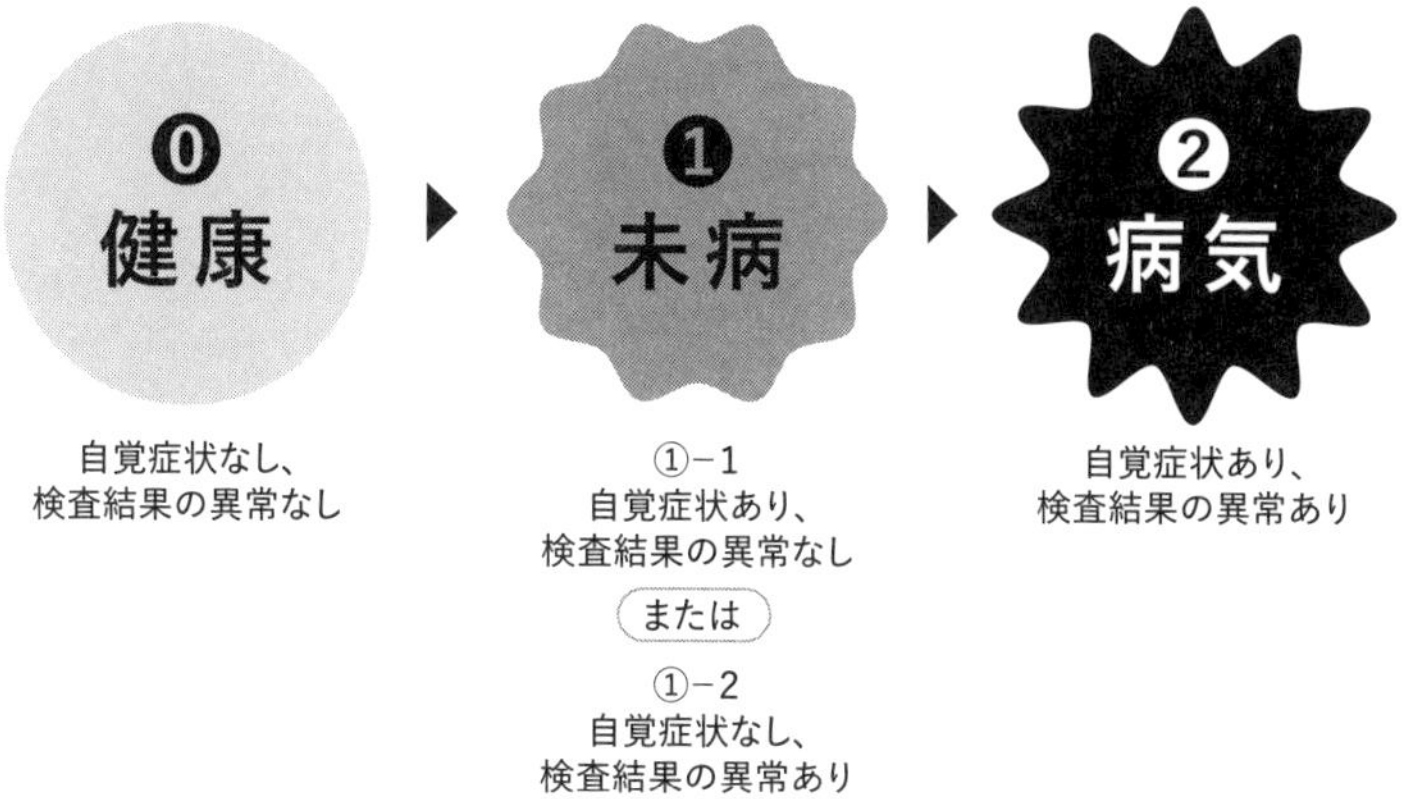

要するに未病とは「病気の予備軍」のこと。病気予防に健康診断の受診が不可欠なのは、自覚症状のない未病を発見できる最大のチャンスだからなのです。

健康から病気（⓪→①→②）へと向かって進んでいる身体状態のベクトルを、そのまま放っておくと発病に至ってしまいます。

ですから健康維持のためには、まずは⓪からベクトルを動かさない、つまり一次予防に該当する「病気にならない体をつくる」ことが最重要になります。

そして、もし未病（①）の状態になってしまったら、その段階で「ベクトルの進行を停止させ、病気の手前で逆方向に転換する（①→⓪）」というアプローチが必要になります。

未病にならないこと。未病のうちに健康状態に引き返すこと。——これこそが病気予防の本質と言えるでしょう。

心身の状態を「健康か、病気か」の二元論で考えず、その中間の「移行期＝未病」の重要性に目を向ける。そして、未病のうちに健康へと「引き返す」。患者サイドが常にこうした意識を持つことは、これからの病気予防に欠かせないアプローチになります。

2. デジタルヘルスで健康をセルフケアする

ウェアラブルデバイスでフルタイム健康管理・病気予防を

前述しましたが、「未病」を見つけて病気を予防するために、定期的な健康診断や人間ドックの受診は欠かせません。

ただ、健康診断や人間ドックを受診するのは年1回程度という人がほとんどでしょう。それも非常に重要なのですが、体や健康状態の変化はもっと短いスパンで訪れるもの。

そう考えれば、年1回の健診だけに頼らず、一人ひとりが毎日自分の体調をチェックして管理することで、病気予防の〝精度〟は格段にアップすると考えられます。

そうした〝デイリーの個人健診〟を可能にしてくれるのが、最近著しい進化を遂げている「IoT」技術を活用した「ウェアラブルデバイス」です。

2つの言葉を簡単に説明しましょう。

まずIoTは「Internet of Things」の略で「モノのインターネット」という意味があります。つまり、身の回りの「モノ」をインターネットと接続し、モノから取得した情報を活用する技術のこと。スマートスピーカーやクルマの自動運転、スマホで外出先からエアコンや照明器具などを遠隔操作できるスマートホームなど、急速に実用化が進んでいる先端テクノロジーです。とくに医療分野におけるＩｏＴは「ＩｏＭＴ（Internet of Medical Things)」と呼ばれています。

もう1つのウェアラブルデバイスは「着用できる（Wearable）＋機器（Device)」の意味。文字どおり体や衣服などに装着可能な「身につけて使用する機器」のことです。

そして、「ウェアラブルなＩｏＴ機器（デバイス)」の代表格といえるのがアップルのApple Watchをはじめとするスマートウォッチでしょう。

スマートウォッチは腕時計型のウェアラブルデバイスで、身につけることで心拍数や消費カロリー、体温といったさまざまな情報をモニタリングしてデータ化でき、対応しているスマホアプリなどで健康管理を行うことも可能です。

こうしたウェアラブルデバイスを活用することで、例えば、毎日常に心拍数や心電図波形をチェックできるようになります。異常や疾患の兆しがあればいち早く察知でき、早期に医師の診察を受けることも可能になります。

もはや医療機器レベルにまで進化しているウェアラブルデバイスを、もっと医療の現場で役立てようという取り組みも活発になっています。

例えば、日本では２０２０年9月、Apple Watchの心電図測定機能が厚生労働省によって「家庭用医療機器」として認定されています。

不整脈などの細微な心拍異常は自覚症状が出にくく気づかないケースも少なくありません。Apple Watchの心拍数測定アプリならば心拍異常を自動で検知して通知が届くため、無症状の〝隠れ不整脈〟を発見できる可能性が高まります。その通知だけで不整脈と断定はできませんが、通知を見て医療機関で診察を受けることで、早期受診・早期診断が可能になるのです。

また、不整脈のなかでももっとも多い心房細動の兆候の感知にも役立ちます。心房細動は放置すると脳梗塞につながる恐れもある病気。もともと不整脈の持病がある人はとくに、Apple Watchで常時データ収集することで、こうした重大な病気も未然に防ぐことができるようになります。

医療機器認定を受けて、Apple Watchに記録された不整脈などのデータを基に、疾患や病状の評価、精密検査や治療などの必要性についての相談を受け付ける「Apple Watch外来」を設置する医療機関も現れてきています。

こうしたウェアラブルデバイスで取得した日々の身体状態（生体情報）、健康履歴などのデータは「ライフログ」といいます。ライフログは、ＰＨＲ（パーソナルヘルスレコード：生涯型電子カルテ）と呼ばれる健康データ共有サービスによって管理され、一人ひとりに最適な健康管理や予防、治療を可能にするための基本データとなります。ＰＨＲについては後述します。

開発が進むスマートウォッチでの「刺さない血糖値測定」

進行すると合併症など重大な病気のリスクが高い、厄介な生活習慣病の1つが、血中ブドウ糖濃度（血糖値）が多くなりすぎる病気＝糖尿病です。日本における糖尿病の患者数は1000万人ともいわれています。

また厚生労働省が行った2019年の国民健康・栄養調査では、「糖尿病が強く疑われる人＝予備軍」の割合は男性19・7％、女性10・8％となっており、男女とも年齢が上がるとともにその割合が高くなる傾向が報告されています。

糖尿病患者やその〝予備軍〟の人たちにとって発症や重症化を予防するには、生活習慣の改善に加えて、毎日の血糖値の変動のチェックや管理も大事になります。

ただ、そうした人たちにとって、血糖値の測定は少なからずストレスになっています。というのも、測定するには血管に注射針を刺して採血する必要があったからです。週1回とか月1回程度ならともかく、毎日必ず、ときには1日に何回も測定するとなると、相応の精神的負担になるものなのです。

そこで最近では、採血せずに血糖値を測る手段の研究が進められています。例えば、腕や腹部に極細のセンサー付きのパッチを貼り付け、体液から血糖値を測定する方法もその1つ。この方法は、パッチのセンサーに微細な針を使用しているため「低侵襲（生体をあまり傷つけない）型」に該当します。

そして現在、アップルや韓国サムスン電子などの大手IT企業間で開発競争が激化しているのが、スマートウォッチを活用した、体に針を刺さない「非侵襲（生体を傷つけない）型」の測定方法です。

具体的には、スマートウォッチのバンド部分にLEDやレーザーセンサーを配置し、針を使わず、手首の皮膚を介して血糖値を測るという仕組みです。

精度面では課題が残るものの、痛みやストレスを伴わない非侵襲型というのは画期的で、実用化が待たれています。

こうしたウェアラブルデバイスをはじめ、最新テクノロジーによる健康情報やライフログ収集技術の進歩は、医師だけでなく、患者が主体となっての病気予防にパラダイムシフトを起こす可能性を秘めているのです。

ウェアラブルデバイスは、「レコーディングヘルスケア」

ウェアラブルデバイスを活用してライフログ（生活行動や身体状態の記録）を収集する大きな意味は、**自分の生活や体の状態を「可視化できる」**ことだと私は思っています。

なぜ、可視化が大事なのか。

目に見えることには、意識が向くからです。目に見えると、気づくようになるからです。

ダイエットを始めては、そのたび三日坊主で失敗する。ウォーキングしようと思い立ったけれど、何だかんだ理由をつけてやらなくなる。そんな経験はありませんか。

ダイエットや運動を続けられずに飽きてくる、挫折するという人の多くに共通しているのは「効果を感じられないから」という理由です。

以前、「食べたもの」と「体重」を毎日記録するレコーディングダイエットなるダイエット法が話題になりました。

その日に食べたものや飲んだもの、食べた時間と食べた量、そして体重や体脂肪率、サイズなどを毎日記録する。それを続けることで、自分の食生活の傾向、つい食べ過ぎているもの、不足しているものなどに気づくようになり、それを改善することでやせられる、という方法です。

これも、要は「食生活や体重を可視化する」ということ。

何の気なしに食べて飲んで、「今日はちょっと食べ過ぎた」「今日はあんまり食べなかった」「全然やせてない」と思っているだけでは、記憶からすぐに消えてしまいます。でも、記録しておけば、全部「見える」から、どれだけ食べたかが具体的に理解できます。食生活を可視化することで「食べる」という行動を自分で管理しやすくなるのです。

同時に、体重や体脂肪率、サイズといった数字の推移を記録しておけば、その推移を目で見ることができます。目で見える数字が少しずつでも減ってくると「よし頑張ろう！」というモチベーションにもつながるでしょう。

ウォーキングもそう。ただ歩くだけでは〝体に効いている〟実感が持てなくても、歩数計で毎日の歩数の推移をチェックすれば、自分がどれだけ歩いてどれだけカロリーを消費したか、いつどのくらいサボったか、などが目に見えてわかります。「歩いた自分」が可視化されれば、やる気も出てくるはずです。

病気の予防、とくに生活習慣の改善という「一次予防」は、とても一朝一夕でできるものではありません。ダイエットやウォーキングと同じように、行動を変容し、改善した生活をずっと続けていくことによってもたらされるものなのです。

ウェアラブルデバイスでの身体情報やライフログの収集・管理は、毎日続けられる「レコーディング病気予防」「レコーディングヘルスケア」と言ってもいいのかもしれません。

治療用アプリで「患者自ら、自宅で治療」が実現する

病気予防や健康管理の領域では、スマホやタブレット、スマートウォッチをはじめとするウェアラブルデバイスなどのアプリによるサポートが現状でもかなり普及しています。歩数計や消費カロリー検出によるダイエット管理や睡眠管理など、今まさに活用しているという人も多いはずです。

そして近年、「治療用アプリ」の登場によって、**アプリによる健康サポートは病気を「予防する」から、病気を「治す」という、さらに先のフェーズへと進化**してきています。

治療用アプリとは、体調管理や予防のためのアプリとは異なり、スマホやウェアラブルデバイスにダウンロードして普段の生活のなかで「患者自身が病気を治療する」ために活用するアプリのこと。

医師が患者に〝処方〟し、患者はアプリをダウンロードして使用することで、健康状態の記録やそれに基づくアドバイスを受け取るなど、アプリを通じて治療を受けることができる仕組みです。

治療用アプリが注目されるきっかけとなったのが、医療ベンチャーのCureAppが開発したスマホアプリ「CureApp ＳＣ ニコチン依存症治療アプリ及びＣＯチェッカー（CureApp SC）」です。患者の禁煙治療をサポートするアプリとして、２０２０年8月、治療用アプリとしては日本で初めて、医療機器として薬事承認されました。

また２０２２年4月には、同じくCureAppが開発した「CureApp ＨＴ高血圧治療補助アプリ」が薬事承認を受けています。このアプリは、高血圧症を抱える患者に対して個別に行動変容を促し、生活習慣改善などによって降圧効果を得ることを目的としています。

「CureApp ＨＴ高血圧治療補助アプリ」は医師の処方に基づいて患者がスマホにダウ

ンロード。血圧の記録や生活習慣のライフログなどを基にして、塩分の過剰摂取や運動不足などの行動改善を促進するメッセージが表示されます。

つまり、**治療用アプリは基本的に、患者の「行動変容を促す」ための医療アプローチ手段の1つ**ということ。従来の、医師による生活指導や栄養士による栄養指導といった行動改善アドバイスをアプリで行う、という形になるわけです。

現状ではまだ「薬と併用して」という使い方が主軸ではあります。ただ、薬を飲むほどではないけれども行動改善はしたほうがいいというような状況では、治療アプリのみで対処して様子を見る、というケースも十分にあり得ます。

例えば睡眠改善などの領域における睡眠薬や睡眠導入剤といった、薬による副作用のリスクが考えられる場合、まずは安全性の高い治療用アプリを活用するという判断になるケースも考えられるでしょう。

今後は、さまざまな病気に対応した治療用アプリが研究開発され、なかには「薬より効果がある」ものさえ出てくる可能性もあります。

これまでは病気になったら、治す方法は大きく分けて「薬を飲む（薬物療法）」もしくは「手術をする（手術療法）」の2つ（がん治療の場合は「放射線療法」も）しかありませんでした。**今注目を集めている治療用アプリは、「デジタル療法」という第3の治療法として、これからの病気治療を支える柱の1つになっていくかもしれません。**

オンライン診療で病院に行かずに医師の診察を受け、医師からオンラインで、薬ではなく「アプリ」を処方される。診察だけでなく、治療まで通院なしで完結するような時代の到来は、もはや目の前まで来ていると言えるのではないでしょうか。

ただ重要なのは、実際にそのアプリを使って行動を変えていくのは、結局は患者本人だということ。どれだけ効く薬を処方されても、患者がそれを飲み続けなければ効果がないのと同様に、どれだけ高機能な治療用アプリが出てきても、それをきちんと活用できるかどうかは患者次第なのです。

つまり治療用アプリのさらなる進歩や広い普及も、患者の「自ら行動を変えよう」「積極的に治療にかかわろう」という前向きな意識があってこそとも言えるのです。

自分の医療情報にアクセスできる時代に——PHR

引っ越しなどで病院を変えると、また最初から病状を説明したり、前の病院での治療の様子を伝えたりしなければいけない。なんだか面倒くさいし、正確に伝わっているかも不安になる。こんな経験はありませんか。

これまでは、A病院で診察を受けたらそのカルテはA病院に保管され、B病院で受診するときはB病院でまた1からカルテを作成していました。処方される薬にしても同じこと。受診する病院が変わるたび、カルテや処方箋、検診結果などのデータは、毎回それぞれの場所に保管されていたのです。

また、お薬手帳や定期健診の診断結果、母子手帳など、患者本人が個別に保管しているデータもあります。

このように従来、あちこちにバラバラに保存・保管されていた医療・健康情報を1つに集約する取り組みが、近年、国や自治体、医療機関が主体となって進められています。

それが「PHR（Personal Health Record）」です。直訳すると「個人の健康の記録」。つまり、1人の患者に関する医療や健康のデータを統合的に収集し、一元的に保存する仕組みのことで、「生涯型電子カルテ」とも呼ばれています。

PHRに収集されるデータは、例えば、
・その病院で受けた診察や治療、検査の結果
・その病院で受けた健康診断の結果

・その病院で受けた予防接種の情報
・その病院で処方された薬のデータ（処方箋）
・患者の既往症やアレルギーについての情報
・体温、血圧、脈拍といった個人のバイタルデータ　など

ＰＨＲが導入されれば、初めての病院を受診した患者でも、これまでほかの病院でどのような診断をされ、どんな治療を受け、どんな薬を処方され、どんな経過をたどっていたか――そうした情報をすぐに確認できます。

医療機関では、患者一人ひとりの過去のさまざまな医療履歴がわかることで、効率的な診療や治療が可能になります。例えば「すでにほかの病院で受けている検査結果が共有されれば、改めて同じ検査をする必要がなくなる」など、診断における不要な検査の重複や、度重なる検査による患者の体への負担などを回避できます。

また、救急で運ばれた患者が意識不明であっても、身元さえ確認できればＰＨＲによって過去の病歴やアレルギーなどを照合できるようになるでしょう。

さらにはＰＨＲのデータを活用して、検診の結果に問題があるのに医療機関で受診していない人に受診を促したり、予防の観点で健康指導をしたりといった医療アプローチがよ

りしやすくなるという面での期待もあります。

加えて注目すべきは、ＰＨＲが「患者が直接的に活用できる」仕組みである点です。つまり、従来は医療機関だけが保持していた医療・健康情報に、患者も自由にアクセスでき、その情報を生活改善や健康増進に活用できるようになる。それによって患者の健康意識や健康リテラシーの向上、健康増進や病気予防効果が期待できるのです。

ＰＨＲに個人の健康状態や健康への考え方などの情報が盛り込まれるようになれば、その人に合わせてお勧めの健康食品やスポーツジムでのトレーニングメニューなどが提供されるといったトラッキング的な機能もいずれは出てくるでしょう。

現在、もっとも認知されているＰＨＲの活用例に、女性が生理日をスマホで記録・管理する月経管理サービス「ルナルナ」（エムティーアイ社）が挙げられます。

ルナルナは、人によって異なる月経周期や基礎体温などのデータを専用アプリに記録することで自分の生理を管理し、生理日を大まかに予測できるサービスのこと。ユーザーと医師との情報共有機能も有しています。

２０００年に月経周期を携帯電話で管理するツールとして登場したルナルナは、女性が他人に相談しにくい生理の悩みを管理でき、医療機関とも共有できることから多くの利用者に支持され、ＰＨＲの先駆け的存在とも称されています。

また「データ化した自分の健康情報をセルフチェックして生活に活かす」というペイシェント・エンゲージメント的行動様式が根付くきっかけになったサービスでもあるのです。

自分の健康情報は、誰のものでもない自分自身のもの。その情報を医療機関に預けっぱなしにしておくのではなく、患者自身がもっと積極的に活用する時代が始まっています。

ＰＨＲ普及のポイントは「公＆民の連携」にあり

ＰＨＲの導入が急速に広がりつつある背景にあるのは、国が取り組んでいるマイナンバー制度の目玉の1つ、「マイナンバーと医療機関のデータの紐付け」です。

2023年4月から、医療機関・薬局でマイナンバーカードを健康保険証「マイナ保険証」として利用できる「オンライン資格確認」導入の原則義務化が始まりました。

また同時期から、マイナンバーを活用して国が運営する個人用オンラインサイト「マイナポータル」と連携する形で、特定健診のデータなどが見られるようになっています。

個人の健康・医療情報を一元的に管理・閲覧できるマイナポータルは、まさに「公的Ｐ

HR」とも言えるでしょう。

ただ、現状、マイナポータルはあくまで情報の開示・閲覧の窓口のため、健康情報の共有によって医療サービスに利活用するところまでは至っていません。検査や健診の結果は閲覧できても、そこで医師の健康相談を受けたり、患者が自分で新たな健康情報を追記することはできません。

しかし今後、レセプト（請求情報）に記載されている薬剤情報、手術歴などの情報が順次追加される予定になっています。共有できるデータ項目が増えれば、利活用度合いも高まっていくでしょう。

また民間のIT企業もPHRには熱い視線を向けており、各社が独自のやり方でシステムやプラットフォームの構築を進めています。先に挙げた「ルナルナ」もその一例です。

情報開示・閲覧に特化している公的PHRのマイナポータルと比べて、民間のPHRサービスには、健康・医療情報をより積極的に活用して病気の予防や健康増進を図るという方向性がうかがえます。

今後は、国主導のマイナポータルで管理される健康・医療情報を核として、それと民間のプラットフォームにある情報を統合的に連携させるようなプラットフォーム・サービスも出てくると予想されます。
国と民間が連携して環境整備を進めることが、ＰＨＲ普及のカギと言えるでしょう。

健康情報というプライバシーをどう守るか

公的ＰＨＲとしてのマイナポータルの積極的な活用推進のためには、当然ながらマイナンバーカードの普及が非常に重要になります。

ただマイナンバーカードをめぐっては、本人の同意がないところで「マイナ保険証」が利用登録されるなど、個人情報の不適切な確認方法によるトラブルが相次いでいます。そうした事態を受けてマイナンバーカードを返納する人が増えるなど、マイナンバー制度に不信感が広がっており、政府にとって信頼の回復が急務になっているのが現状です。

このようにメリットの多いＰＨＲですが、医療・健康データという極めてプライベートな情報を扱うことになるため、その普及には「個人情報のセキュリティの確保」という大きな課題があるのです。

このことはマイナポータルに限らず、民間のＰＨＲサービスにおいても同様です。従来**は医療機関に保管されていたデリケートな個人情報をデジタルで開示し共有するという状**

況下で情報流出リスクにどう対応するかは、ＰＨＲサービス構築においてもっとも慎重に取り組むべき問題です。

今回のコロナ禍では、２０２０年6月に厚生労働省から新型コロナウイルス接触確認アプリ「ＣＯＣＯＡ」がリリースされました。

スマホのブルートゥース機能を利用して、プライバシーを確保しながら新型コロナウイルス感染症の陽性者と接触した可能性を通知する機能を持つこのアプリ、利用していた人も多いのではないでしょうか。

このＣＯＣＯＡにしても、インストールした利用者の個人情報や位置情報が流出するのではないか、政府による〝情報監視〟に利用されるのではないか、といった不安の声が上がりました。「新型コロナに感染しているかどうか」という極めてデリケートで秘匿性を要する情報ゆえに、そのセキュリティへの不安もまた大きかったのです。

ＰＨＲについても同じで、自分の個人情報が一元的に集約されて管理されることに少なからず抵抗を感じている人は少なくありません。

健康情報、医療情報、生体情報というプライバシーをどう扱い、どう守るのか。

どの情報が、どこまで開示・共有されるのか。

誰がどう管理し、その管理責任はどこに、誰にあるのか。

状況や事情に応じて情報の非表示や削除、アクセス制限などができるのか。

「本人同意」が確実に確認できるのか。

そもそもセキュリティ対策は万全なのか──。

「安全性」を確保しながら「個人情報」を活用し、「健康を増進・病気を予防」する。公・民問わずPHRの運営サイドには、そのための慎重かつ迅速な安全対策やルール設定が求められています。

そして患者にとっても、大事な個人情報を預けられる信用のおけるPHRサービスの見極めが不可欠になるでしょう。

健康がインセンティブになるサービスを活用する

食生活を見直したり定期的に運動したりするなど、病気を予防するためには生活習慣の改善が重要なのは、よくわかっている。でも理屈ではわかっていても、実際に実践しようとなると三日坊主で終わってしまう。モチベーションが続かない──。

生活習慣病がここまで拡大している要因の1つには、こうした「日々の健康習慣や病気の予防への取り組みを続けられない」という事情も挙げられるのではないでしょうか。
行動の習慣化、とくにダイエットや禁煙、運動といった「続けにくそうな習慣」を定着させるために有効とされているのが、「ご褒美」や「対価」の設定です。

「2週間タバコを我慢できたら○○を食べに行こう」「3キロやせたら○○を買おう」といったプチご褒美を決めると、それが励みになってモチベーションも向上するというわけです。

「馬の鼻先にぶら下げた人参」のように、いいことやご褒美があればやる気が出るという人間の行動傾向を上手く活用して、健康増進とビジネスをリンクさせたさまざまなサービスも登場してきています。

例えば、住友生命が2018年7月から提供を始めた「Vitality（バイタリティ）」という健康増進型保険もその1つです。

「Vitality」は「健康増進につながる日常の取り組みをポイント化して評価する」という仕組みのプログラム。Apple Watchなどのウェアラブルデバイスを通じて日常の健康増進活動の記録を送信するとポイントが付与され、ポイント数に応じてさまざまな特典を利用できるというものです。

特典には「生命保険料の割引」をはじめ、提携しているパートナー企業の商品やサービスの割引などがあります。

そもそもは、南アフリカ共和国の金融サービス会社「ディスカバリー社」が1997年から提供している健康増進プログラムで、日本では住友生命がディスカバリー社と独占契約を結んで提供を開始しています。

「Vitality」の加入者には、「健康にいいことをすれば、ご褒美として特典が得られる」ことによる健康習慣へのモチベーション維持向上というメリットがあります。一方、サービスを提供する保険会社も、保険加入者が健康を維持して病気になるリスクが下がれば、「保険料の支払いを抑制できる」というビジネス的なメリットを享受できるわけです。

病気のリスクに備えるというより、「病気のリスク自体を抑制する」ことが目的の健康増進型保険「Vitality」は、加入者・提供者ともに「win win」になる画期的なサービスと言えるでしょう。

健康増進にインセンティブ（励み）をつけることで病気予防へのモチベーションを向上

させ、健康習慣の定着を図る。こうしたサービスを上手に活用して健康意識を高めることも、今後、患者サイドができる健康への取り組みの1つの選択肢になるでしょう。

第5章　終末期ケアの現在とこれから

「多死時代」を迎える医療の課題

人生の最終段階を意識して行う事前準備を意味する「終活」という言葉はすっかり一般的になりました。人間にとって「どう死ぬか」は人生最後にして最大の課題であり、選択でもあると言えるでしょう。

人は誰でも、いつか必ず死を迎えます。どれだけ寿命が延びようが、必ず亡くなります。

高齢化と長寿化がさらに進んでいく「超高齢社会」は、視点を変えれば、今後大勢の高齢者が亡くなっていく「多死社会」でもあるということです。

そうした時代における医療は、高齢者の病気をどう治すか、高齢者の健康をどうやって支えていくのかだけでなく、増える「高齢者の死」にどう向き合い、どう対応するのかという重要な課題に直面することになります。

そしてそれは医療や介護の従事者だけでなく、すべての人がみな同じように抱えることになる課題でもあります。

みなさんにも、みなさんの大切な人にも、いずれ人生のフィナーレのときが訪れます。

そのとき、自分はどこで、どのような終末期ケアを受けたいのか。どのように最期のときを迎えたいのか。

大切な人の終末期を、どこでどうケアし、どうやって見送ればいいのか――。

本章では、終末期ケアについての考察をまとめています。

誰もが絶対に避けることができない永遠の命題ゆえに、誰もがみなこの課題に対する考えを深めていく必要があると考えます。

1.「多死時代」、人はどこで、何が原因で亡くなるか

人生120年時代。それでも死からは逃れられない

医療技術の驚異的な進歩によって、「人生100年」どころか、そう遠くない未来には「人生120年」が訪れるとよく言われています。

数えで61歳のことを「還暦」、70歳は「古希」、99歳は「白寿」、100歳は「百寿」そして120歳のことは「昔寿」や「大還暦」と呼ぶそうです。

これまでに昔寿を迎えた人は、122歳164日というギネス公認の世界最高齢記録を持つフランス人女性ジャンヌ・ルイーズ・カルマンさんくらいのものでしょう。

しかし近い将来には、「昔寿祝い」なるものがもっと一般化しているかもしれません。

冒頭でも書きましたが、最近では来るべき長寿時代を「人生120年」と形容することが多いようです。それは、生物学的な観点において人間の寿命は「120年」とされてい

るからでしょう。

ヒトの細胞が細胞分裂を繰り返して新しい細胞を供給できる限界は約50回で、年月に換算すると１２０年に相当します。そのため、人間の生物学的な最大寿命は１２０年と考えられているのだそうです。しかし今後、細胞の研究がもっと進んで細胞分裂や細胞再生の回数の限界を増やすといったことが可能になっていけば、生物学的な寿命が１２０年からさらに延びる可能性も十分にあるでしょう。

また、脳細胞の老化を抑制して機能を維持できれば、ＶＲやメタバースなどの技術によって、身体が衰えても１２０年以上にわたって生命を維持でき、社会活動も可能になる時代が来ないとも限りません。

単なる「ＳＦの世界の話」が現実になる日がやがて訪れるかもしれない――そう予感させるに十分なほどに、現代の科学技術は進んでいます。

しかし、です。

どれだけ技術が革新的に進んで人間の寿命が延びようとも、やはり人の命には限界があります。超・長寿時代は、「不死時代」とイコールではないということです。

本書では「２０２５年問題」について何度か触れています。団塊の世代が後期高齢者

（75歳）となり、国民の4人に1人が後期高齢者という超高齢社会を迎える2025年は、見方を変えれば、**その先に待ち受ける「多死の時代」の幕開けとも言えるでしょう。**

厚生労働省の発表によれば、2022年の1年間に日本国内で死亡した日本人は約157万人。前年より約13万人増えており、死亡数も前年比の増加数も、ともに戦後最多となりました。とくに80歳以上の高齢者の死者が前年より約11万人増えており、これは前年からの増加数（約13万人）の約85％を占めていることになります。高齢化が進んだことに加えて、今回の新型コロナウイルス感染症が大きく影響していると考えられます。

死亡者数は今後も年々増え続ける傾向にあり、2040年には168万人に達するとも予想されているのです。

今以上に老化を遅らせることはできても、長生きすることはできても、年齢を重ねれば人は必ず老い、いずれ必ず「死」を迎えます。これればかりは覆すことができない「自然の摂理」なのです。

「最期は病院」が当たり前だった日本

そして、死という逃れられない人生の〝ゴール〟に向かって生きていく上で考えておきたいのが、「どこで死を迎えるか」という、これまた避けて通れない現実的な問題です。

■図⑭ 死亡場所の推移

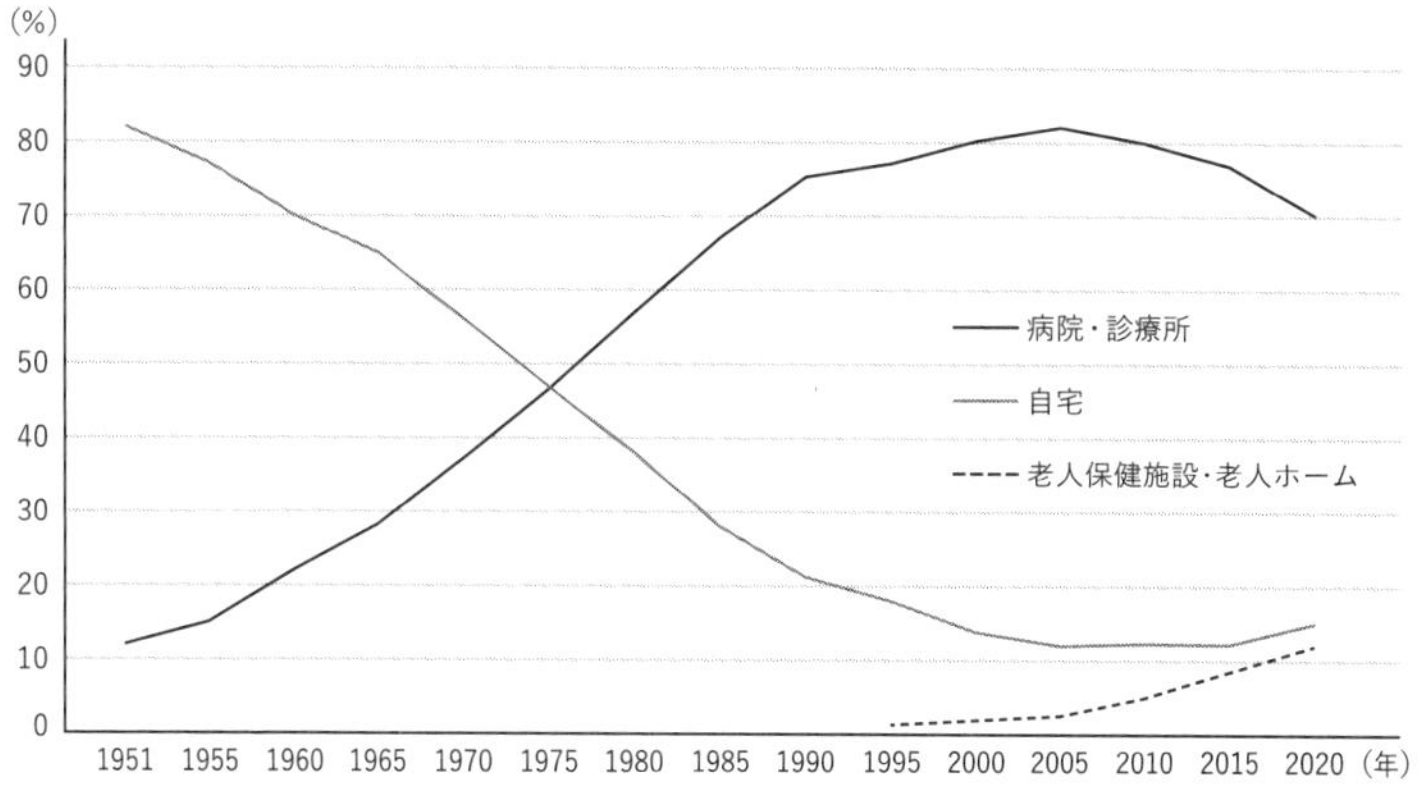

出典：厚生労働省「人口動態統計年報」を基に作成

そもそも人はどこで死を迎えているのでしょうか。事故などの不慮の死を除けば、主な死亡場所として挙げられるのは、「病院」「自宅」「介護施設」の3つです。

ただ、この死亡場所も時代によって移り変わりがあります。厚生労働省が発表した「2022年人口動態統計」内の場所別死亡率のグラフ（図⑭）を見ると、「どこで亡くなるか」の変遷がよくわかります。

まだ介護施設が存在せず、死亡場所はほぼ自宅か医療機関（病院、診療所）の2択という1950年代の日本では、自宅で亡くなる人が圧倒的でした。

しかし、高度経済成長期を迎えて病院・病床数も増えてくると、自宅の比率は減少し始め、医療機関死（ほぼ病院死のため、以下「病院死」に統一）が急増していきます。

そして1976年には病院死が自宅死を上回り、2005年には病院死がこれまでの最高の82・4％（ほとんどが病院死）に、対して自宅死は12・2％と最低になります。もはや**「病院で死ぬのが当たり前」の時代**となったわけです。

ただ近年、右肩上がりだった病院死に〝翳り〟が出始めています。2005年をピークに、病院死の比率が徐々に下降に転じ始め、16年後の2021年には67・4％にまで低下してきたのです。

とはいえ、医療機関で亡くなる人が多いことに変わりはありません。欧米諸国では、アメリカやイギリス、スウェーデンなどで病院死の比率は軒並み50％を下回り、オランダに至っては30％を切っています。こうしたデータを見ても、日本はいまだに病院で亡くなる人の割合が突出して高いことがわかるでしょう。

自宅死を阻んできた「在宅医療のハードル」

高齢化が進むなか、多くの人が「自宅で亡くなる」ことを望んでいるのも事実です。日本財団が2021年に実施した調査では、「死期が迫っているとわかったとき、人生の最

■図⑮ Q.あなたは、死期が迫っているとわかったとき、人生の最期をどこで迎えたいですか？

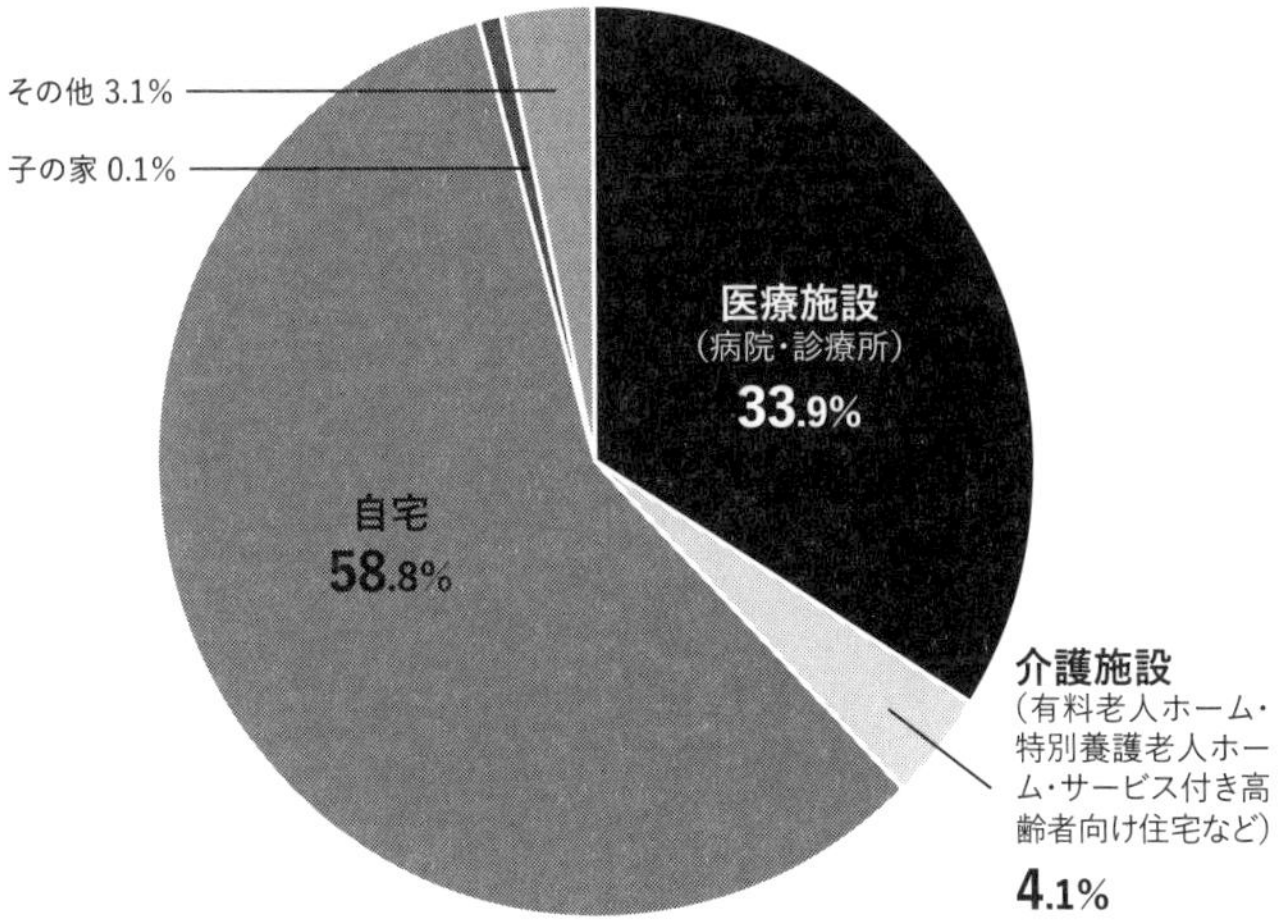

出典：「日本財団　人生の最期の迎え方に関する全国調査」資料を基に作成

期を迎えたい場所は？」という問いに、58・8％が「自宅」と答えています（図⑮）。ところが実際は、病院で亡くなる人がいまだに7割近くを占めているのが現実なのです。

自宅での最期を難しくしてきた要因の1つに、医療従事者が自宅に足を運んで最期まで診察してくれる「在宅医療」が普及していないことが挙げられます。

外来診療よりも高い医療点数（診療報酬）を得られる在宅医療は、医療機関にとって高いインセンティブとなりますが、それには24時間、患者への往診対応ができるような体制づくりが必要になります。

外来診療と在宅医療をかけ持ちで行い、

夜中でも明け方でも休日でも、呼び出されればいつでも往診に駆けつけなければならない。これは医師にとって心身ともに大きな負担になります。それに対応できる人材の確保も容易ではありません。

また地域による格差もあります。医療機関や医師の数が多い都市部なら「呼ばれたらすぐ駆けつける」が可能でも、そうした環境にない地方などではそれも難しいでしょう。そこまで対応できないから「やっぱり病院でお願い」となるケースも多いはずです。

さらに、在宅医療を受ける患者家族にかかる心身の大きな負担も看過できません。家族がそれこそ24時間365日での介護体制をつくらなければならなくなります。ほかにも介護の仕方や病状急変時の不安など、在宅医療を選択しにくい要素が少なくありません。

こうしたさまざまな課題もあって、日本では在宅医療の体制が整わず、普及もなかなか進んでこなかったのです。

在宅医療や訪問介護の体制が十分に整わず、介護する家族の負担も大きい——。そうした事情もあって、「病院死」を選ばざるを得ないのが現状なのではないでしょうか。

「介護施設」という新たな〝死亡場所〟

減少傾向にあるとはいえ病院死の比率はいまだに高いのですが、近年、この状況にある変化が生じています。それは病院、自宅に次ぐ3つ目の選択肢となる「介護施設での死」の急増です。

先ほどのグラフによれば、2005年に底を打った自宅死は、それ以降もほぼ横ばい状態が続いています。一方で、介護施設での死は、2005年に全体の2・8%だったのが、2021年には13・5%と16年間で10・7%も増加しています。

ここで言う介護施設とは、特別養護老人ホーム（特養）や有料老人ホーム、グループホーム、老人保健施設、介護医療院、サービス付き高齢者向け住宅といった要介護高齢者のための施設を指します。

すべての施設で亡くなるまでケアしてくれる（看取る）わけではありませんが、高齢化が進むなか、看取りまでできる施設が徐々に増え、なかには医療従事者である看護師が常駐している介護施設もあります。

介護施設での死の増加を後押ししたのは、2000年4月に始まった介護保険制度でしょう。自己負担額を抑えながら施設を利用できる、公的な施設だけでなく民間の施設でも介護保険によるサービスが受けられるといったことから介護施設への入所者が増えたことが、施設での死亡増にも大きく影響していると考えられます。

この制度のもとで高齢者施設自体が激増しただけでなく、親の介護を他人に委ねることへの後ろめたさや罪悪感といった患者家族の心理的なハードルも大きく下がりました。

また施設の運営サイドにとって大きかったのが、２００６年に介護保険の介護報酬改正によって設けられた「看取り介護加算」という制度です。

これは、「老衰や疾病で回復の見込みがないと診断された患者を、医師や看護師と連携して介護施設で看取った場合に加算される介護報酬」のこと。施設が、より充実した看取り介護を提供できるようにという目的で制定されました。

それまでの介護施設では、「入所者の容態が悪化したら救急車で病院に搬送し、亡くなるのは病院」というケースも少なくありませんでした。それが「看取り介護加算」という報酬誘導のインセンティブによって、「最期までウチで看取る体制を整える」という施設が増え、結果として「介護施設での死」の増加を後押ししています。

現状では、死亡場所としての比率はまだ高くはありませんが、看取りができる介護施設は、「最期の場」の選択肢の1つとして今後も増え続けると予想されます。

「老衰による死」が増えている理由

亡くなる場所の次は、「亡くなる原因」にも目を向けてみましょう。

■図⑯ 主な死因の構成割合（2022年）

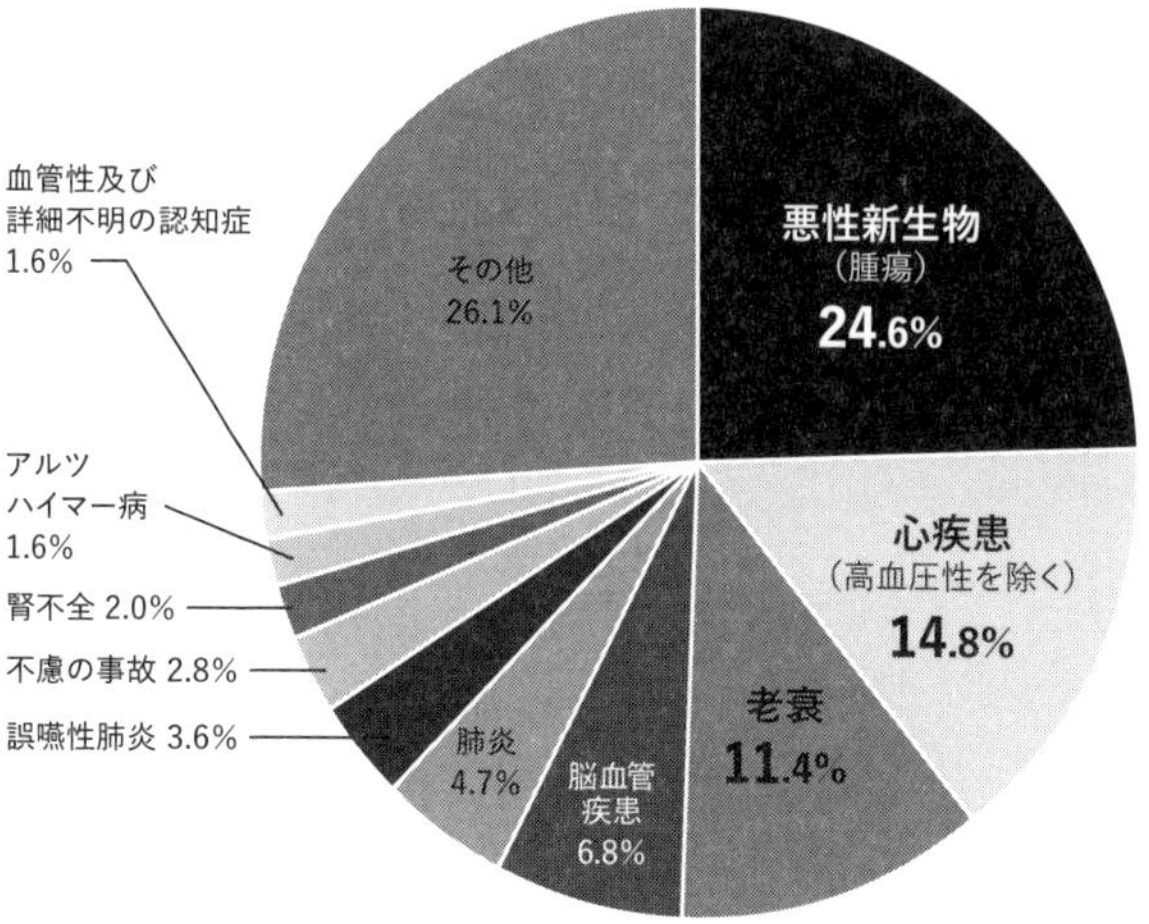

出典：厚生労働省「令和4年（2022）人口動態統計月報年計（概数）の状況」より

厚生労働省の「人口動態統計」によると、２０２２年の日本人の死因はトップが「悪性新生物（がん）」で、全死亡者に占める割合が24・6％。２位が「心疾患」で14・8％、３位に「老衰」の11・4％、以下「脳血管疾患」６・８％、「肺炎」４・７％と続いています（図⑯）。

その推移を見ると、悪性新生物と心疾患は増加が続いており、脳血管疾患は緩やかな減少傾向にあります。また増加傾向にあった肺炎も近年は減少に転じています。

そんななか注目したいのが「老衰」です。実は、**近年、死因としての老衰が急増している**のです。昭和22年をピークに低下傾向が続いていた老衰ですが、２０

01年以降に上昇、2018年には脳血管疾患を抜いて3位になり、その後も増加傾向にあります。

そもそも老衰とは何か。老衰死とはどういう状態をいうのでしょうか。

「老衰」とは、文字どおりに解釈すれば、「加齢（老い）に伴って心身が衰弱すること」、そしてその衰えによって「自然に亡くなること」が「老衰死」です。

ただ医療の世界における「死因としての老衰」の定義はそれとは少し異なります。厚生労働省による死亡診断書記入マニュアルでは、「死因としての老衰は、高齢者で他に記載すべき死亡の原因がない、いわゆる自然死の場合のみ用いる」と定義されています。

では、死因としての老衰が増えているのはなぜでしょうか。

理由の1つが「技術の進歩と高齢化」なのは明らかでしょう。**医療技術の進歩によって病気で亡くなる高齢者が減り、多くの人が〝天寿をまっとう〟できるようになってきた**ということです。

しかし死因としての老衰の増加には、さらに興味深い理由があると考えられています。

それは「死亡診断書に『老衰』と書く医師が増えた」「医師が『老衰死』と診断するケー

スが増えた」という見方です。

もちろん、最期まで病気に縁がなく、健康で人生を生き切って亡くなるという〝正真正銘〟の老衰死を迎える超高齢者も増えてはいます。

ただ実際にはかなりの高齢になると、程度の差こそあれ誰もが何かしらの病気を抱えているもの。ですから老衰といっても衰弱の最終プロセスで、誤嚥性肺炎や心不全、腎不全など何らかの病気を起こして亡くなるケースが多いのが現実です。

その場合、**厳密に言えばその病気が直接的な死因になるのですが、そうではなく「老衰」と書く医師が増えてきている**のです。

例えば、加齢によって心臓の機能がかなり弱った状態をすべて「心不全」と診断すれば、高齢者の死因もすべて心不全になってしまう。だったらもう老衰でいいだろう、と。

もっと平たく言えば、医師が「心臓も弱っていたけれど、もうかなり高齢のおじいちゃんだから『老衰』でいいんじゃないか」と判断するケースが増えているということです。

そこには遺族の心情を考慮して「老衰と診断することで、病気で亡くなったのではなく、寿命をまっとうして死を迎えた」という意味を持たせる。また、天寿として死＝老衰死を肯定的に認める、といった意図もあるのだと思います。

ただ、大学病院や総合病院の場合、医師が死亡診断書に老衰と記載することはまずありません。それは、病名を突き止め死因を明らかにすることを重視しているからです。

いずれにせよ、直接的な死因となった病名を見つけてそれを死因にするか、加齢による機能不全が原因ならば死因を「老衰」にするか。そこには明確な決まりが存在しないため、死亡診断書にどう書くかは、医師の主観や自主性に任されています。

そして、かかりつけ医になるような個人病院や訪問医、在宅医には、あえて「老衰」と書く医師が増えているということ。

死因としての老衰が増えている背景には、死因に対する医師の意識や考え方、向き合い方の変化があるとも言えるのではないでしょうか。

2. 終末期ケア、これからの在り方

終末期ケアと緩和ケアはどう違うか

終末期とは、文字どおり「人生の終わる時期」を指す言葉。医療の世界においては「病気や老衰が進行し、あらゆる医療の効果が期待できず、余命が残りわずか（数カ月くらい）と判断された状態」を意味します。日本医師会でも終末期を「治療方針を決める際に、患者はそう遠くない時期に死に至るであろうことに配慮する時期」と定義しています。

そして、その終末期に行われる医療が「終末期ケア（終末期医療）」です。

終末期ケアは、人生の終着（ターミナル）を間近に控えた時期のケアという意味合いから「ターミナルケア」とも呼ばれています。

終末期ケアによく似た概念に「緩和ケア」があります。両者はしばしば混同されることがありますが、その意味合いは大きく異なります。

終末期ケアの本質は、「人生の最期を迎える患者の身体的・精神的サポート」にあります。

つまり、死が間近に迫った状況になってから行われるケアであり、患者が亡くなるまでのQOLをいかに維持・向上させるかが目的になります。

そのため基本的には延命を目的とせず、死に直面している患者の身体的な苦痛や精神的な恐怖を和らげ、安らかに最期を迎えるための処置が行われます。

一方の緩和ケアについては2002年に世界保健機関（WHO）が、「生命を脅かす病に関連する問題に直面している患者とその家族のQOLを向上させるアプローチ」であり、そのために「痛みやその他の身体的・心理社会的・スピリチュアルな問題を早期に見出し、的確に評価・対応して苦痛を予防し緩和させること」と定義しています。

終末期ケアと基本的な考え方は似ていますが、大きな違いは、「緩和ケアは終末期だけに行われるものではない」こと。緩和ケアとは、病気の進行度や余命に関係なく、命の危険がある重篤な病気に罹患している患者さんに対して、「苦痛を緩和して、日々のQOLを上げる」ことが目的のアプローチです。

終末期ケアの目的は「いかに安らかに亡くなるか」にあり、緩和ケアの目的は「いかに苦痛を感じずに生きるか」にあるということです。

「自分が望む最期」を話し合う「人生会議」

生きとし生けるものは必ず死を迎えるというのならば、「人生をどう生きるか」と同様に、「死とどう向き合うか」を考えておくことは、非常に大切です。

最期まで患者本人の生き方が尊重される医療の実現のために、本人や家族、医師などが事前に話し合う「アドバンス・ケア・プランニング（ＡＣＰ）」という取り組みが、医療現場などで導入され始めています。ＡＣＰは「Advance Care Planning（事前にケアを計画する）」を略した言葉です。

その背景となったのが、厚生労働省が２０１８年に改訂・発表した「人生の最終段階における医療・ケアの決定プロセスに関するガイドライン」です。

このガイドラインは、厚生労働省が２００７年に策定した「終末期医療の決定プロセスに関するガイドライン」を前身としています。

後に「最期まで尊厳を尊重した人間の生き方に着目し、最適な医療・ケアが行われるべき」という考え方に基づいて、従来の「終末期医療」という表記が「人生の最終段階における医療」に改められ、さらに２０１８年に「人生の最終段階における医療・ケアの決定プロセスに関するガイドライン」として再度改訂されています。
このガイドライン改訂の軸となっているポイントは以下の5点です。

①病院における延命治療への対応を想定した内容だけではなく、在宅医療・介護の現場で活用できるよう、次のような見直しを実施

・「人生の最終段階における医療・ケアの決定プロセスに関するガイドライン」に名称を変更

・医療・ケアチームの対象に介護従事者が含まれることを明確化

②心身の状態の変化等に応じて、本人の意思は変化しうるものであり、医療・ケアの方針や、どのような生き方を望むか等を、日頃から繰り返し話し合うこと（＝ＡＣＰの取組※後述します）の重要性を強調

③本人が自らの意思を伝えられない状態になる前に、本人の意思を推定する者について、家族等の信頼できる者を前もって定めておくことの重要性を記載

④今後、単身世帯が増えることを踏まえ、③の信頼できる者の対象を、家族から家族等（親しい友人等）に拡大

⑤繰り返し話し合った内容をその都度文書にまとめておき、本人、家族等と医療・ケアチ

ームで共有することの重要性について記載

このように、ガイドラインにおいて「ACP」への取り組みが推進されています。

そしてこの改訂の際、ACPという名称をより身近に、より前向きにとらえてもらえるような〝愛称〟を一般公募。その結果、「人生会議」と言い換えることになりました。

もし人生の最終段階を迎えたとき、限られた時間をどう過ごしたいか。何を大切に残された時間を生きたいか。そして、終末期にどんな医療やケアを望むのか――。

人生会議とは、自分と信頼する人たちとのタッグチームで臨む終活アプローチの1つと言えるかもしれません。

ちなみに、よく耳にする「エンディングノート」は、自分の老後や亡くなったときに備えて葬儀や埋葬方法、お墓のことなど家族や周囲の人に伝えたい内容を書きとめて残しておくためのノートのことです。

また「遺言書（遺言）」も死後についての希望を記すものですが、その内容に法的強制力が生じるという大きな特徴があります。エンディングノートには法的効力は生じません。

人生会議と目的は似ていますが、自分自身の希望を書き残しておくツールがエンディングノートや遺言書で、その内容について周囲と話し合い、共有する行為が人生会議だと考えておくといいでしょう。

人生会議の〝議題〟には決まったルールなどはありません。ですから、「患者本人が大切にしたいこと」「してほしくないこと」といった要望を整理し、取りまとめることがスタートになります。例えば、

・家族や友人のそばで過ごしたい。
・最期は住み慣れた自宅で過ごしたい。
・自分のことはできる限り自分でしたい。
・家族に負担をかけたくない。
・人工呼吸器などの延命治療はしてほしくない。
・でも、痛みや苦しみは少しでも和らげたい。

場合によってはもっと気軽に「最後の晩餐は○○が食べたい」とか「もう一度、△△さんに会っておきたい」といったことだって糸口になり得ます。

まずは自分で自分の「ああしたい」「こうしたい」を整理してエンディングノートに記したら、その希望・要望を、家族や信頼できる人たち、そして医療従事者に伝えて共有し、そのためにどうすべきかを話し合う。これが「人生会議」の本質です。

もちろん、人の気持ちや考え方は変わることもありますから、そうしたときは再び話し合えばいいのです。

元気なときに「万が一」「もしも」のときのことを話すなど「縁起でもない」と考える向きもありますが、人は、命の危険が迫った状態になると約70％が医療・ケアを自分で決めたり、要望を人に伝えたりすることができなくなると言われています。

だからこそ自分で自分の意思を明確に伝えられるうちに、もしものときの希望を考え、周囲と共有しておくことが大事になります。**人生会議とは、いわば「もしもに備える会議」**でもあるのです。

これは私の知人の話です。彼の祖母は80代後半で亡くなったのですが、事前に家族みんなで話し合って「食事をとれなくなっても、点滴や胃ろう（胃に管を入れて栄養を補給する）はしない」という本人の意思を確認・共有していたそうです。家族には「少しでも長く生きていてほしい」という思いもあったけれど、最終的には本人の希望を尊重したというこことでした。

その後、容態が悪化して食事を受け付けなくなりましたが点滴などは行わず、2週間後、静かに眠るように亡くなったといいます。

事前の話し合いをしていたからこそ、知人の祖母は自分の希望する最期を迎えて旅立つことができたのだと、私は思っています。

人生会議は、終末期の医療やケアの仕方を決めておくためだけのものではありません。その本質は、**生きているうちに自分が望む「死に方」や「死に場所」を考えておくこと。** そして**「自分らしい生き方、自分らしい最期の迎え方」**を考えることにあるのです。

「患者が自分で死を選ぶ権利」の課題

人生の最期を迎えようとしている患者に行う「終末期ケア（ターミナルケア）」を考える際に必ず行き当たる、いまだに議論が続いている難しい課題があります。

それは「死ぬ権利」、「自分の意思で死を選ぶ権利」という考え方と、その先にある「安楽死」「尊厳死」という問題です。多死時代を迎えようとしている今、安楽死や尊厳死への関心もまた高まっています。

安楽死や尊厳死の定義についてはさまざまな意見がありますが、比較的一般的なものとされている解釈は以下のようなものです。

・安楽死：患者を苦痛から解放するために、患者本人の意思のもとで医師が死に至る医療行為（薬物投与など）を行うこと。

・尊厳死：終末期の患者が自らの意思であえて延命措置を受けず、自然の経過のままに死を迎えること。

安楽死と尊厳死は、「延命のための治療をしない」という点では共通しています。しかし、それが「意図的に行われているかどうか」が異なります。つまり、患者に頼まれて「人工呼吸器のスイッチを切る」のは安楽死、患者に頼まれて「最初から人工呼吸器の適用にしない」のは尊厳死ということになります。

現在の日本では、安楽死は刑法第202条の「同意・嘱託殺人罪」に抵触するとされ、違法行為（犯罪）となります。

一方、尊厳死については「明確に規定した法律が存在しない」、法律上は「グレーゾーン」など、さまざまな考え方があるのが現状です。

海外では尊厳死や安楽死が法的に認められている国もあります。例えば、スイスでは一定の条件下での「自殺ほう助」が合法化されています（利己的な理由での自殺ほう助は罰せられる）。

また2002年にはオランダ・ベルギーで、2009年にはルクセンブルクで、2016年にはカナダで、2021年にはスペインで、患者自らの意思のもと医師による安楽死が合法化されています。

もちろん海外の国々とは文化や風習、価値観、宗教的背景や死生観などが異なるため、そのまま同じ考え方を日本に当てはめていいものではありません。

ただ今後、自分らしい最期のためという終末期ケアを突き詰めていくと、そこに「自ら死を選ぶ」という選択肢が生まれてくる可能性は十分あり得るでしょう。

来るべき多死時代を前にして、「患者自らの意思によって死を選ぶこと」の是非を含め、安楽死や尊厳死の制度化についてより議論を深めていくことは、終末期ケアの未来を考える上でも非常に重要だと思います。

おわりに

我が国の医療は今、とても厳しい状況に置かれています。

たとえば今回のコロナ禍によって医療体制が抱えてきた諸問題や〝ほころび〟が顕在化し、ニュースでは医療崩壊、受け入れ病床の逼迫、医療従事者の負担増といったキーワードが飛び交いました。

また、急速に進む人口減少や高齢化によって、日本の社会保障財政も「持続可能性の低さ」という大きな課題に直面しています。

国民皆保険やフリーアクセスといった世界に誇れる優れた社会保障制度を維持・充実させ、財政の健全化を図るには、ヘルスケアシステムの再構築による効率化や公費削減が必須になります。

さらにそれらの「必須事項」を推進していくためには、本書でも指摘したような、

・医療に関する規制緩和（オンライン診療の推進、株式会社の参入など）

・医療体制の集約化・大規模化
・「治療から予防」「量での評価から質での評価」といった医療のパラダイムシフト
・医療のデジタル化による人的生産性の向上

といった施策が重要になってくるでしょう。

みなさんにはまず、こうした医療の現状や医療制度が抱える課題、それを解決するための政策などについて関心を持っていただきたいと思います。

そのときに大事なのは、それらを「点」ではなく現在に至る推移やその背景、今後の変化変容の予測といった、「つながりのある線」で、「広がりのある面」で、さらには「立体的で多面的な視点」で捉えてみることです。

そうすることで、これまでは病気になったときだけしか接点がなかった医療を、より身近な〝自分事〟として考えられるようになります。そして、みなさん一人ひとりのその意識が、健康的な生活に不可欠な医療を危機から救い、正しい発展を底支えすることにもなるのです。

医療に関心を持つことは、健康で幸せな生活を送るための基盤を構築する手段であり、「いつの日か必ず自分に還元される投資」でもあると、私は考えています。

みなさんがそんな〝最高の自己投資〟を始める1つのきっかけとして、本書が何かしらの役に立ってくれたら非常に嬉しく思います。

最後になりますが、いつもそばで支えてくれる大切な家族に心からの感謝を捧げます。

2023年11月

石川雅俊

［著者］
石川雅俊（いしかわ・まさとし）
医師・博士(医療福祉経営学)・修士(公衆衛生学)
日本維新の会　衆議院東京都4区 支部長

1979年静岡県湖西市生まれ。2005 年筑波大学医学専門学群卒業。卒後臨床研修を経て、KPMG ヘルスケアジャパン株式会社に参画、2012年マネジャー。2014 年より国際医療福祉大学大学院医療経営管理分野准教授、厚生労働省医政局総務課課長補佐、ハーバード大学武見フェロー、まめクリニックグループ（夜間土日診療10拠点）代表、神奈川県顧問等を経て現職。複数のスタートアップの顧問、東京医療保健大学特任教授等を兼務。ジョンズホプキンス大学公衆衛生大学院修士。

病院がなくなる日

――20××年、健康大国日本のリアル

2023年11月28日　第1刷発行

著　者　石川雅俊
発行所　ダイヤモンド社
〒150-8409　東京都渋谷区神宮前6-12-17
https://www.diamond.co.jp/
電話／03･5778･7235（編集）　03･5778･7240（販売）
装丁　金井久幸＋川添和香（TwoThree）
DTP　TwoThree
執筆協力　柳沢敬法
編集協力　中山美帆
校正　鷗来堂
製作進行　ダイヤモンド・グラフィック社
印刷　信毎書籍印刷（本文）・加藤文明社（カバー）
製本　ブックアート
編集担当　加藤貴恵

ISBN 978-4-478-11790-3